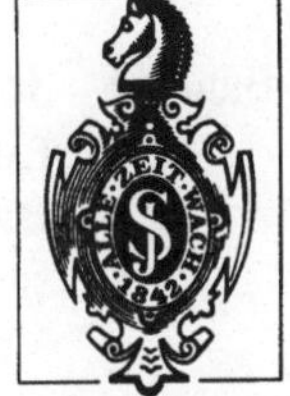

Monographien aus dem
Gesamtgebiete der Psychiatrie

66

Herausgegeben von
H. Hippius, München · W. Janzarik, Heidelberg
C. Müller, Onnens (VD)

Siegfried Kasper

Jahreszeit und Befindlichkeit in der Allgemeinbevölkerung

Eine Mehrebenenuntersuchung zur Epidemiologie,
Biologie und therapeutischen Beeinflußbarkeit (Lichttherapie)
saisonaler Befindlichkeitsschwankungen

Mit 20 Abbildungen und 22 Tabellen

Springer-Verlag
Berlin Heidelberg New York
London Paris Tokyo
Hong Kong Barcelona
Budapest

Priv.-Doz. Dr. med. Siegfried Kasper
Oberarzt der Klinik
Universitäts-Nervenklinik und Poliklinik, Psychiatrie
Sigmund-Freud-Straße 25

W-5300 Bonn, Bundesrepublik Deutschland

ISBN-13:978-3-642-84569-7

Die Deutsche Bibliothek - CIP-Einheitsaufnahme
Kasper, Siegfried:
Jahreszeit und Befindlichkeit in der Allgemeinbevölkerung: eine Mehrebenenuntersuchung zur Epidemio-
logie, Biologie und therapeutischen Beeinflussbarkeit (Lichttherapie) saisonaler Befindlichkeitsschwan-
kungen; mit 22 Tabellen / Siegfried Kasper . - Berlin; Heidelberg; New York; London; Paris; Tokyo; Hong
Kong; Barcelona; Budapest: Springer, 1991
   (Monographien aus dem Gesamtgebiete der Psychiatrie; Bd. 66)
   ISBN-13:978-3-642-84569-7   e-ISBN-13:978-3-642-84568-0
   DOI: 10.1007/978-3-642-84568-0
NE: GT

Satz: Datenkonvertierung durch Springer-Verlag

25/3130-543210 - Gedruckt auf säurefreiem Papier

Vorwort

In diesem Buch werden die Ergebnisse jahreszeitlich abhängiger Verhaltens- und Befindlichkeitsveränderungen (=Saisonalität) beim Menschen, deren biologische Grundlagen und der therapeutische Effekt der Lichttherapie, sowohl anhand eigener Befunde als auch anhand der in der Literatur berichteten Ergebnisse dargestellt. Die empirischen Daten zu dieser Thematik wurden im Rahmen einer Mehrebenenuntersuchung an einer Stichprobe der Allgemeinbevölkerung in Montgomery County, Maryland, USA (nordöstliches Gebiet um Washington D.C.) gewonnen. Die mehreren Ebenen dieser Untersuchung betreffen zum einen die epidemiologische Erhebung einer randomisierten Stichprobe der Allgemeinbevölkerung, weiterhin die Einbeziehung einer Untergruppe dieser Gesamtstichprobe in eine kontrollierte Behandlung mit Lichttherapie und eine dabei erfolgte Bestimmung psychoimmunologischer Variablen.

In den vergangenen Jahren wurde erstmals der systematische Versuch unternommen eine Gruppe von depressiven Patienten zu beschreiben, bei denen es zu einer charakteristischen Manifestation einer depressiven Symptomatologie in den Herbst und/oder Wintermonaten kommt. Diese Untergruppe depressiver Erkrankungen, die nach der neueren Nomenklatur der Major Depression zuzuordnen ist, wird im angloamerikanischen Sprachraum als *"seasonal affective disorder (SAD)"* bezeichnet und ist ins deutsche Schrifttum als saisonal abhängige Depression oder als Winterdepression eingegangen. Eine Vielzahl von kontrollierten Untersuchungen konnte bei den SAD-Patienten und deren subsyndromalen Form ein günstiges Ansprechen auf die Therapie mit hellem weißem Licht (>2500 Lux) belegen. Da saisonale Befindlichkeitsveränderungen wohl zur allgemeinen Erfahrung eines jeden Menschen gehören, entstand die Frage, in welchem Ausmaß diese von den SAD-Patienten berichtete Saisonalität auch in der Allgemeinbevölkerung gefunden werden kann und welche biologischen Korrelate als Grundlage angenommen werden können. Weiterhin war es von Interesse, ob der günstige Effekt der Lichttherapie bei SAD-Patienten auch auf weitere Teile der Bevölkerung generalisierbar ist, d.h. wie hoch der Anteil der Bevölkerung anzunehmen ist der auf Lichttherapie günstig anspricht. Diesen Fragen wird in der Monographie sowohl anhand eigener empirischer Befunde als auch im Zusammenhang mit den in der Literatur bereits vorliegenden Ergebnissen nachgegangen.

Die Beschäftigung mit der Saisonalität bei depressiven Erkrankungen knüpft an eine Tradition an, die den Psychiatern der älteren Generation vertraut war, die jedoch in den vergangenen Jahrzehnten wieder in den Hintergrund getreten war. Die günstige therapeutische Beeinflußbarkeit der SAD-Symptomatologie durch die Lichttherapie läßt darauf schließen, daß quantifizierbare Veränderungen der physikalischen Umgebung einen weiteren Einblick in die Pathophysiologie, Therapie und Prävention affektiver Erkrankungen erlauben. Darüber hinaus stellen die mit der Veränderung der physikalischen Umgebung in Zusammenhang stehenden Verhaltens- und Befindlichkeitsveränderungen auch relativ einfach handhabbare Untersuchungsmodelle für die psychiatrische Forschung dar, die eine standardisierte wechselseitige Beurteilung von biologischen und psychometrisch faßbaren Variablen ermöglichen.

Bonn, im Mai 1991   Siegfried Kasper

Danksagung

An erster Stelle möchte ich mich bei meinen Kolleginnen und Kollegen der Clinical Psychobiology Branch am National Institute of Mental Health in Bethesda/USA bedanken, die mir während meines zweijährigen Forschungsaufenthaltes bei der Durchführung dieser Untersuchungen mit Rat und Tat beigestanden haben. Weiterhin gilt mein ganz besonderer Dank den Menschen der Bevölkerung von Montgomery County/USA, die an dieser Studie teilgenommen haben und durch ihre Aufgeschlossenheit und ihr Interesse die Durchführung dieser Arbeit ermöglich haben.

Mein besonderer Dank gilt Dr. Norman Rosenthal, der mir sowohl bei der Planung als auch bei der Durchführung der Untersuchungen durch seine engagierten Diskussionen und sein Wissen auf dem Gebiet der saisonal abhängigen Depressionen immer wieder grundlegende Richtungen aufgezeigt hat. Dr. Thomas Wehr danke ich besonders für die Bereitschaft, mir die Möglichkeit zur Mitarbeit in seiner Gruppe gegeben zu haben. Darüberhinaus war mir Dr. Wehr ein stets anregender Lehrer und Diskussionspartner bei der Erforschung der Problematik biologischer Rhythmen und deren Bedeutung für affektive Erkrankungen. Dr. Bartko danke ich für die gute Zusammenarbeit bei der statistischen Auswertung der Daten. Susan Rogers war mir bei der Rekrutierung und bei der Betreuung der Studienteilnehmer behilflich. Dr. Pillemer, Dr. Tamarkin und Frau Williams danke ich für die gute Zusammenarbeit bei der Bestimmung der Lymphozytensubpopulationen und der Lymphozytenproliferationsraten. Die Firma Research Survey Associates/Baltimore war mir bei der Durchführung der telefonischen Umfrage behilflich. Der Deutschen Forschungsgemeinschaft (DFG) danke ich für die finanzielle Unterstützung während meines Forschungsaufenthaltes am NIMH und Herrn Professor Janzarik für die großzügige Beurlaubung von der Psychiatrischen Klinik der Universität Heidelberg während dieser Zeit. Herrn Professor Möller danke ich für die anregenden Diskussionen sowie für die kritische Durchsicht bei der Abfassung dieser Arbeit.

Bonn, im Mai 1991   Siegfried Kasper

Inhaltsverzeichnis

Abkürzungen

ANOVA	Varianzanalyse
Con-A	Concanavalin-A
Dpm	"Desintegrations per minute"
DSM-III	Diagnostic and Statistical Manual of Mental Disorders (3rd Edition)
DSM-III-R	Diagnostic and Statistical Manual of Mental Disorders (3rd Edition-Revised)
GL	Gedämpftes Licht
HDRS	Hamilton-Depressionsskala
HHT	Hypothalamus-Hypophysen-Schilddrüsen-Achse
LR	Lymphozytenproliferationsraten
LRA	Logistische Regressionsanalyse
MSR	Multiple, schrittweise Regressionsanalyse
NIH	National Institutes of Health
NIMH	National Institute of Mental Health
NK	Natural-killer-Zellen
PHA	Phytohämagglutinin
POMS	Profile of Mood States
SAD	Saisonal abhängige Depressionen
SCID	Structured Clinical Interview for DSM-III-R
SD	Standardabweichung
SEM	Standardfehler des arithmetischen Mittelwertes
SPAQ	Seasonal Pattern Assessment Questionnaire
S-SAD	Subsyndromale, saisonal abhängige Depressionen
SSQ	Seasonal Screening Questionnaire
TSH	Thyreotropes Hormon
TRH	Thyreotropin-releasing-Hormon
WHO	Weltgesundheitsorganisation
5-HT	Serotonin

1 Einleitung

Kraepelin, 1913

Die psychologischen und biologischen Reaktionen eines Individuums auf die mit den
verschiedenen Jahreszeiten einhergehenden charakteristischen Veränderungen können mit dem Begriff der *Saisonalität* erfaßt werden. Dabei sind Veränderungen in
den Verhaltens- und Befindlichkeitsbereichen, wie Stimmung, Energie, Gewicht,
Appetit und Schlafverhalten, am deutlichsten. Da sich bei affektiven Erkrankungen
im Zusammenhang mit der Befindlichkeitsverschlechterung auch immer eine Veränderung in diesen letztgenannten Bereichen findet, verspricht die genauere Kenntnis
deren jahreszeitlichen Varianz ein besseres Verständnis für die Pathophysiologie,
Therapie und Prävention dieser Erkrankung.

1.1 Historische Bemerkungen zur Saisonalität

Die Beobachtung, daß Patienten mit einer affektiven Erkrankung auf jahreszeitliche
Veränderungen und auch auf physikalische Umwelteinflüsse sensibel reagieren,
stand bereits bei den altertümlichen Theorien über die Ätiologie der Erkrankung im
Mittelpunkt (Jackson, 1986). Wahrscheinlich eine der ersten Fallgeschichten einer
saisonal abhängigen affektiven Erkrankung wurde in einem Symposium des 17.
Jahrhunderts beschrieben, über das von Dewhurst (1962) zusammenfassend berichtet
wird. In diesem Symposium wird der Fall einer englischen Adeligen, Ann Grenville
(1642-1691), referiert, die an regelmäßigen Winterdepressionen litt, die von Manien
im Sommer abgelöst wurden. Periodische Winterdepressionen scheinen auch für den
englischen Dichter John Milton (1608-1674) charakteristisch gewesen zu sein, der
sein Gedicht "Paradise Lost" nur im Frühjahr und Sommer geschrieben hatte und
berichtete, daß ihm im Herbst und Winter die Arbeit nicht so fließend von der Hand
gegangen war, und daß ihm in dieser Zeit auch seine Arbeit, die er im Sommer
gemacht hatte, zweifelhaft erschien (Philips, 1957). Etwas später beschrieb der
französische Psychiater Pinel (1806) wiederholt Fälle von wiederkehrenden Manien,
die entweder im Sommer oder Winter aufgetreten sind. Aus den Nebensätzen dieser
Fallstudien ist auch abzulesen, daß diese Manien dann in der entgegengesetzten
Jahreszeit in Depressionen übergegangen waren. Die ersten systematischen Beschreibungen saisonaler Depressionen stammen von Esquirol (1845), der sowohl epidemiologische Daten über das jahreszeitliche Auftreten von Depressionen als auch
Falldarstellungen von saisonal wiederkehrenden Verstimmungen publizierte. So wie
bereits von Hippokrates erwähnt, hatte auch er erkannt, daß Veränderungen der

physikalischen Umwelt dem Beginn einer affektiven Psychose vorausgehen können.
Esquirol beschrieb unter anderem die Fallgeschichte eines Patienten mit regelmäßig
im Herbst und Winter auftretenden Depressionen, die dann im Frühjahr wieder
remittierten. Er verschrieb diesem Patienten einen therapeutischen Aufenthalt von
September bis Mai in Italien und interpretierte diese, so wie sich später herausstellte,
erfolgreiche prophylaktische antidepressive Maßnahme durch die Klimaverände-
rung. Esquirol bemerkte auch, daß diese saisonalen Gemütsveränderungen in einer
subsyndromalen Form auftreten können und als solche nur zur Beobachtung gelan-
gen, wenn man den Menschen persönlich sehr genau kennen würde.

Im deutschsprachigen Raum stammt das erste Zitat eines Psychiaters zu diesem
Thema wahrscheinlich von Griesinger (1845), der erwähnte: *"Andere Beobachter
und wir selbst haben Fälle gesehen, wo zu einer gewissen Jahreszeit, z.B. im Winter,
tiefe Schwermuth sich einstellt, und diese im Frühling in Manie übergeht, welche im
Herbst allmählich wieder zur Melancholie herabsinkt"*. Etwas allgemeiner beschrieb
Kraepelin (1913) die saisonalen Veränderungen, indem er bemerkte, daß ihm wiederholt aufgefallen sei, daß sich bei einigen Patienten im Herbst eine Verstimmung
einstellte, die dann im Frühjahr in eine Erregung überging. Er bemerkte weiterhin,
daß diese jahreszeitlichen Verstimmungen bei den Patienten mit den Befindlichkeitsschwankungen vergleichbar seien, wie man sie auch bei gesunden Menschen im
Ablauf der Jahreszeiten beobachten könne. Kraepelin erwähnte auch, daß davon
meist leichter erkrankte Fälle betroffen seien, wie auch später von Kinkelin (1954)
hervorgehoben wurde. Frühere Beschreibungen saisonal abhängiger affektiver Verstimmungen liegen auch von Baillarger (1854), Pilcz (1901) und Hellpach (1911)
vor. Im späteren Schrifttum finden sie sich bei Kraines (1957), Arnold und Kryspin-
Exner (1965), Baastrup und Schou (1967) sowie Kukopoulos und Reginaldi (1973).
In Tabelle 1 sind die Autoren zusammengefaßt, die im 19. und 20. Jahrhundert
saisonal abhängige Depressionen beschrieben haben.

Es mag von historischem Interesse sein, daß der Zusammenhang zwischen einer
durch Lichtmangel verursachten Verstimmung im Winter und deren Behebung durch
Lichtexposition erstmals von dem Schiffsarzt Frederick Cook gezogen wurde. Im
Rahmen einer Antarktisexpedition von 1898 bemerkte er, daß sich unter der Besat-
zung während der langen Dunkelheit im Winter eine Mattigkeit breit machte, die
jedoch durch künstliches Licht z. T. behebbar war (zitiert nach: Jefferson, 1974).
Etwas später beschrieb Kellog (1910) in seiner Monographie über die *"Heliothera-
pie"*, daß auch die Melancholie durch die damals geübte Form der Lichttherapie zu
behandeln sei. Dem Zeitgeist der Jahrhundertwende entsprechend empfahl er die
Lichtexposition für die Behandlung einer Reihe von körperlichen Erkrankungen, wie
auch den Büchern von Humphris (1924) und Kovacs (1924) zu entnehmen ist. Der
Wirkmechanismus wurde damals als eher unspezifisch angesehen, und es wurden
auch keine detaillierteren Untersuchungen durchgeführt, um diese Therapie zu erklären. Im Unterschied zu der heutigen Form der Lichttherapie, die bei depressiven
Erkrankungen Anwendung findet und bei der der Effekt über das Auge vermutet wird
(Wehr et al., 1987b), wurde damals angenommen, daß die Lichttherapie ihre Wirksamkeit über die Haut entfalte. Wahrscheinlich geht die erste Beschreibung einer
erfolgreichen Behandlung einer Winterdepression durch künstliches Licht auf die

Tabelle 1. Beschreibung saisonal abhängiger Depressionsformen im 19. und 20. Jahrhundert

1806	Pinel
1837	Esquirol
1845	Griesinger
1854	Baillarger
1911	Hellpach
1921	Kraepelin
1928	Lange
1946	Marx
1955	Mayer-Gross, Slater u. Roth
1957	Kraines
1965	Arnold u. Kryspin-Exner
1982	Lewy et al.
1983	Rosenthal et al.
1984	Mueller u. Allen
	Rosenthal et al.
1985	James et al.
	Rosenthal et al.
1986	Bick
	Hellekson et al.
	Rosenthal et al.
	Terman et al.
	Thompson et al.
	Wehr et al.
	Wirz-Justice et al.
	Yerevanian et al.
1987	Byerly et al.
	Jacobsen et al.
	Lewy et al.
	O'Rourke et al.
	Parry et al.
	Rosenthal et al.
	van Bemmel et al.
	Wehr et al.[x]
	Depue et al.
1988	Boyce u. Parker [x]
	Rosenthal et al.
	Thompson und Isaacs
	Zaudig et al.[x]
1989	Grota et al.
	Richter et al.
	Rosenthal et al.
	Köhler und Pflug
1990	Avery et al.
	Kasper et al.
	Mc Grath et al.
	Rosenthal et al.
	Steward et al.
	Stinson und Thompson
1991	Avery et al.
	Magnusson u. Kristbjarnarson
	Takahashi et al.

Die mit einem [x] gekennzeichneten Studien beschreiben Depressionen, die im Sommer auftreten, während alle anderen eine Herbst/Winter Manifestation erkennen lassen.

Untersuchung von Marx (1946) zurück, der die wiederkehrenden Depressionen eines deutschen Soldaten beschrieb, die während des 2. Weltkrieges auftraten, als er im nördlichen Teil von Skandinavien stationiert war. Durch die Behandlung mit einer Höhensonne besserte sich das Befinden dieses Patienten, und Marx spekulierte, daß die Lichtdeprivation in den nördlichen Teilen von Europa wahrscheinlich eine hypophyseale Insuffizienz hervorgerufen haben mag und daß der therapeutische Effekt der Lichttherapie über retinohypothalamische Wege bewirkt werden könne. Die in weiterer Folge von dem Ophthalmologen Hollwich (monographische Zusammenfassung, 1979) durchgeführten Untersuchungen zum Einfluß des über die Augen vermittelten Lichts auf den Metabolismus wurden jedoch von den Psychiatern nicht als wertvoll für ihr Fachgebiet erkannt und deshalb auch nicht weiter wissenschaftlich verfolgt.

Die moderne Ära der Lichttherapie ist eng an die eigenen Erfahrungen des Patienten Herbert Kern geknüpft, der an sich selbst regelmäßig im Winter auftretende Depressionen beobachtet hatte. Er war überzeugt, daß für diese Stimmungsschwankungen die mit den Jahreszeiten einhergehenden physikalischen Veränderungen verantwortlich sind. Der Patient, selbst ein Wissenschafter, ist Mitautor der ersten publizierten Fallstudie über Lichttherapie (Lewy et al., 1982) und mit der Publikation seines Namens einverstanden (persönliche Mitteilung). Im Zusammenhang mit seiner Erkrankung wurde er Mitglied der Amerikanischen Gesellschaft für Photobiologie, besuchte verschiedene Kongresse dieser Gesellschaft und diskutierte seine Erkrankung mit den dort versammelten Wissenschaftern. Als er von der Untersuchung von Lewy et al. (1980) hörte, der gerade gefunden hatte, daß durch Lichtexposition der nächtliche Anstieg von Melatonin unterdrückt werden kann, trat er mit dieser Gruppe am National Institute of Mental Health (NIMH) in Verbindung. Diese Forscher waren den Ideen von Herbert Kern aufgeschlossen, da sie auch bereits spekuliert hatten, daß saisonale photoperiodische Mechanismen, die einen nachgewiesenen Einfluß auf verschiedene Tierspezies haben (Gwinner, 1981), auch beim Menschen evtl. antidepressive Effekte über Veränderungen der zirkadianen Rhythmik entfalten könnten (Wehr u. Goodwin, 1981). Es wurde daher die Idee von Kern aufgenommen, der überzeugt war, daß seine Winterdepressionen durch die Applikation eines hellen weißen Lichts behandelt werden könnten und empirisch überprüft. Nach der erfolgreichen Behandlung von Kern wurden von Rosenthal et al. (1984) über Zeitungsannoncen systematisch Patienten rekrutiert und im weiteren dann die Erfahrungen dieser Fallstudie in einer kontrollierten Untersuchung bestätigt. Wie aus Tabelle 1 zu entnehmen ist, folgten eine Reihe von weiteren Studien, bei denen nach der Identifizierung einer SAD auch kontrollierte Lichttherapiestudien angeschlossen wurden.

1.2 Saisonale Rhythmen beim Menschen

Zirkannuale Veränderungen beim Menschen wurden sowohl für biologische als auch für psychopathologische Bereiche beschrieben. Während die biologischen Variablen

Tabelle 2. Trend verschiedener in der Literatur (s. Text, Kap. 4) dargestellter saisonaler Veränderungen physiologischer Parameter beim gesunden Menschen. Wenn nicht anders angegeben, beziehen sich die metabolischen Werte auf Serum- oder Plasmamessungen

Variable	Winter	Frühjahr	Sommer	Herbst	Autoren[a]
Thyreotropin (TSH)	⇑	-	⇓	⇑	Guaguano et al., 1984
T3	⇑	-	⇓	-	Harrop et al., 1985
T4	⇑	-	⇓	-	Perez et al., 1980
HGH	-	-	-	-	Weitzman et al., 1975
Prolaktin	⇑[b]	-	-	-	Haus et al., 1980
Kortisol	⇑	-	-	⇑	Halberg et al., 1965
DST Nonsuppression	-	-	⇑	-	Swade et al., 1987
Melatonin	⇑	-	⇑	-	Smith et al., 1981
FSH	-	-	⇑[c]	-	Reinberg et al., 1988
LH	-	-	⇑	-	Kivelä et al., 1988
IgG, IgA, IgM	⇑	-	-	-	Mac Murray et al., 1983
Glukose	⇑	-	-	-	Chrometzka, 1940
Insulin	⇑	-	-	⇑	Haus et al., 1983
Glukagon	⇑	-	-	-	Bahall et al., 1984
Serotonin[d]	⇓	-	-	⇑	Carlsson et al., 1981
5-HIAA (Liquor)	-	⇓	⇑	⇑	Brewerton et al., 1988
Noradrenalin (Urin)	-	-	-	-	Hata et al., 1982
Dopamin[d]	⇑	-	⇑	-	Carlsson et al., 1981
Endorphin	-	-	-	⇑	Ågren u. Terenius, 1983
Wiedererwärmungsrate	-	⇑	-	⇓	Tanaka et al., 1984
Puls	⇑	⇓	⇓	⇑	Coste, 1891
Blutdruck	⇑	-	⇓	-	Rose, 1961
Schweißrate	-	-	⇑	-	Yasuda u. Miyamura, 1983
Pupillendiameter	⇓	-	⇑	-	Klinker u. Spangenberg, 1985
Zäpfchensensitivität	⇑	-	⇓	-	Bassi u. Powers, 1986
Blinkrate	⇓	-	⇓	-	Karson et al., 1984
Schlafdauer	⇑	-	⇓	-	Kasper et al., 1989c
EEG Alpha Power	⇓	⇑	⇑	⇓	Machleidt u. Gutjahr, 1984
Beta Power	⇑	⇓	⇓	⇑	Machleidt u. Gutjahr, 1984

⇑ erhöhte Werte.
⇓ erniedrigte Werte.
- keine eindeutige Tendenz aus der Literatur erkennbar.
[a] Auswahl von Literaturstellen.
[b] nur bei Frauen.
[c] nur bei Männern.
[d] Gehirngewebe, post mortem.

saisonaler Veränderungen vergleichsweise genau erfaßt sind, liegen für psychometrische Bereiche nur wenige Messungen vor. Eine Übersicht der wichtigsten saisonal abhängigen biologischen Variablen ist in Tabelle 2 dargestellt, eine detailliertere Beschreibung erfolgt unter Kap. 4. Meist findet man über psychometrisch faßbare Variablen nur anekdotische Berichte, wie z.B. über während des Winters in mehr nördlichen europäischen Ländern auftretende depressive Verstimmungen, Schlafstörungen und Energiemangel. Eine sorgfältig durchgeführte Studie von Eastwood et al. (1985), in der 30 Patienten mit affektiven Erkrankungen und 34 Kontrollen prospektiv über den Zeitraum von 14 Monaten untersucht wurden, zeigt, daß sowohl Patienten als auch Kontrollen eine saisonale Rhythmik der Verhaltensvariablen Schlaf, Stimmung, Angst und Energie aufweisen. Aus dieser Untersuchung kann auch abgelesen werden, daß die zirkannuale Periodik der psychometrisch erfaßbaren Schwankungen bei affektiven Erkrankungen im Vergleich zu gesunden Kontrollen eine deutlich höhere Amplitude zeigt. In jüngster Zeit wurden mehrfach die jahreszeitlich abhängigen Verstimmungen von depressiven Patienten beschrieben, die von Rosenthal et al. (1984) *"seasonal affective disorders"* genannt wurden. Auf diese Patientengruppe, die eine charakteristische Verstimmung in den Herbst- und Wintermonaten aufweist, wird in 1.5 näher eingegangen. Die unter Kap. 2 vorgelegten eigenen Ergebnisse zur Saisonalität wurden erstmals an einer randomisierten Stichprobe der Allgemeinbevölkerung erhoben und schließen sowohl SAD-Patienten, deren subsyndromale Form (S-SAD, Kasper et al., 1989a) als auch gesunde Kontrollen mit ein.

1.3 Saisonale Rhythmen bei Tieren

Für das Tierreich finden sich mehrfache Beschreibungen saisonaler Rhythmen verschiedener Verhaltensmuster und physiologischer Prozesse (Thompson, 1950). Aufgrund von Umweltbedingungen haben z. B. viele Tiere Fortpflanzungsrhythmen entwickelt, die es mit sich bringen, daß die Nachkommen im Frühjahr geboren werden, wenn die Wetter- und Nahrungsbedingungen günstig sind. Zusätzlich haben sich bei manchen Tieren auch Mechanismen ausgebildet, die den Energiehaushalt modifizieren und damit das Überleben in den Wintermonaten sicherstellen. Es ist nun von besonderem Interesse, wie diese Information, daß sich im Laufe des Jahres das Klima verändert, auf den Organismus übertragen wird, um dann die Verhaltensveränderungen auszulösen. Die Dauer des Tageslichts, die Photoperiode, wie dies auch genannt wird, ist dabei der wichtigste Zeitgeber für eine große Anzahl von Tieren (Immelmann, 1973). Jedoch auch andere Faktoren, wie z. B. die Umgebungstemperatur, werden durch die verkürzte Photoperiode beeinflußt, um die saisonalen Veränderungen, wie z.B. die Gewichtszunahme, zu bewirken.

Zur Erklärung des Mechanismus, durch welchen die Umgebungsveränderung das menschliche Verhalten beeinflussen kann, erscheinen 2 Tiermodelle vielversprechend. Erstens der saisonale Rhythmus der Fortpflanzung, der bei den Tieren eng an die Melatoninsekretion gebunden ist und zweitens die Rhythmen des Energiehaushaltes. Für das Verständnis der Pathophysiologie der SAD könnte der Fortpflanzungsrhythmus der Tiere deshalb von Bedeutung sein, da von Jacobsen et al. (im Druck) berichtet wurde, daß SAD-Patienten ein im Vergleich zu der übrigen Bevölkerung in den USA unterschiedliches Muster der Geburtsmonate ihrer Kinder zeigen. Während der Gipfel der Häufigkeit der Geburtsmonate der Kinder von SAD-Patienten im Mai liegt und am wenigsten wahrscheinlich zwischen August und Dezember ist, zeigt die US-Bevölkerung eine deutlich geringere saisonale Variabilität, mit einem Gipfel der Geburten im September. Da bei SAD-Patienten auch der Melatoninstoffwechsel verändert ist (Skwerer et al., 1988), erscheinen deshalb die saisonalen Rhythmen der Fortpflanzung bei Tieren, die eng an den Melatoninstoffwechsel gebunden sind, als Vergleichsmodell interessant. Andererseits sind die saisonalen Rhythmen des Energiehaushalts im Tierreich ebenso für die Symptomatik der SAD von Bedeutung, da bereits von Lange (1928) darauf hingewiesen wurde, daß die zyklischen Stimmungs- und Energieschwankungen manisch-depressiver Patienten mit den saisonal abhängigen Rhythmen von winterschlafenden Tieren vergleichbar sind.

Unter dem Gesichtspunkt saisonaler Fortpflanzungsrhythmen kommt bei den Tieren dem Hormon Melatonin eine zentrale Bedeutung zu (Tamarkin et al., 1985). Bei verschiedenen Tierspezies konnte gezeigt werden, daß das Muster der Melatoninsekretion charakteristisch auf die Photoperiode reagiert und dabei das saisonal abhängige Verhalten der Fortpflanzung kontrolliert (Tamarkin et al., 1985). Bei den beiden am besten untersuchten Tierarten, dem Schaf und dem Djungarian-Hamster, geht die Melatoninsekretion jedoch mit einer einander entgegengesetzten Richtung für das Fortpflanzungsverhalten einher (Bittmann et al., 1983; Carter u. Goldman, 1983). Wenn die Melatoninsekretion ausgedehnt wird, wie es z.B. im Winter mit der länger andauernden Dunkelheit vorkommt, dann wird die Fortpflanzungsfunktion des Hamsters gehemmt, jedoch die des Schafes stimuliert. Diese letztere Beobachtung wurde auch von Landwirten benutzt, die das Hormon Melatonin dem Futter zugesetzt haben, um die Geburtsrate der Tiere auf über einmal pro Jahr zu erhöhen (Lincoln, 1983). Es gibt Hinweise, daß bei einigen niederen Säugern neben Melatonin auch noch andere biologisch aktive Hormone, wie z.B. Prolaktin, durch die Photoperiode kontrolliert werden (Pelletier, 1973).

Während für die Geburt eines Nachkommen der richtige Zeitpunkt gewählt werden kann, damit er z.B. in der Frühlingszeit geboren wird, braucht das erwachsene Tier im Winter eine Strategie, um mit der niedrigen Temperatur und dem Nahrungsmangel fertig werden zu können. Verschiedene Tierarten haben für diese extremen Umweltbedingungen unterschiedliche Adaptationsmechanismen entwikkelt, um die Energie aufzubewahren oder die Energieverwendung zu vermindern (Dark u. Zucker, 1985). Während z. B. der Hamster die Energie in Form von Körperfett aufbewahrt und im Winter deutlich an Gewicht zunimmt (Elliot, 1976; Bartness u. Wade, 1984), senkt die Wühlmaus den aktuellen Energiebedarf durch initialen Gewichtsverlust während der Wintermonate und setzt die Nahrungszufuhr auf einer reduzierten Stufe fort. Sie kompensiert weiterhin die mangelnde Isolation durch das fehlende Körperfett mit einem dickeren Fell, das sie genausogut von der Kälte isoliert wie die Fettschicht, die sie verloren hat (Dark u. Zucker, 1985).

Die Photoperiode hat nicht nur eine bedeutsame Zeitgeberfunktion, um die saisonalen Rhythmen der Fortpflanzung - via Melatoninsekretion - zu synchronisieren, sondern beeinflußt auch die saisonalen Gewichtsfluktuationen. Eine Verkürzung der Photoperiode resultiert beim Hamster z.B. in einer Gewichtszunahme (Hoffmann et al., 1982; Wade, 1983), ein Effekt, der auch beobachtet werden kann, wenn die Tiere erblindet oder pinealektomiert werden. Wenn die Tiere jedoch sowohl erblindet als auch pinealektomiert werden, dann geht der Effekt der Photoperiode verloren (Hoffmann et al., 1982), was einen vielfachen Mechanismus für die photoperiodisch festgelegten Veränderungen in der Gewichts- und Metabolismusregulierung nahelegt.

1.4 Saisonales Muster affektiver Erkrankungen

Obwohl der Zusammenhang zwischen den Jahreszeiten und dem Auftreten affektiver Erkrankungen schon seit dem Altertum bekannt ist (Jackson, 1986), liegen keine prospektiven Studien vor, die diesen Effekt eindeutig belegen könnten. Meist wird der Beginn einer affektiven Erkrankung durch indirekte Rückschlüsse festgelegt, indem z.B. das Hilfesuchverhalten depressiver Patienten mit den dabei meßbaren ambulanten oder stationären Kontakten als Maß herangezogen wird, oder es dient z.B. die jahreszeitliche Verteilung der Selbstmorde und Selbstmordversuche als Rückschluß für das Auftreten einer depressiven Erkrankung. Daß jedoch mit Hilfe dieser Variablen der Beginn einer depressiven Phase festgelegt werden kann, ist nur mit Einschränkungen zulässig. Ein Nachteil des ersten Ansatzes ist es, daß eine Reihe von unbekannten sozialen Faktoren das Hilfesuchverhalten der Patienten und deren Angehörigen beeinflußt und daß das Maß der stationären und ambulanten Kontakte z.B. von dem Versorgungsnetz der Region und von der Aufnahmekapazität der Krankenhäuser (Svendsen, 1952) abhängt. Weiterhin ist auch bemerkenswert, daß in einer amerikanischen Multicenterstudie an einer repräsentativen Stichprobe der Allgemeinbevölkerung (Eaton u. Kessler, 1985) gezeigt werden konnte, daß viele Menschen, trotz einer zu diagnostizierenden Depression, keine Behandlung aufsuchen oder nur eine Behandlung in einer nichtpsychiatrischen medizinischen Disziplin erfahren (Regier et al., 1978; Shapiro et al., 1984). Ähnliche Daten konnten auch in Oberbayern/BRD erhoben werden (Meller et al., 1989). Diese dargestellten Überlegungen lassen daher zur Beurteilung der Frage der saisonalen Rhythmik affektiver Psychosen lediglich die Schlußfolgerung zu, daß Studien, die auf der Untersuchung einer psychiatrischen Inanspruchnahmeklientel basieren, nur einen Annäherungswert der saisonalen Rhythmik darstellen. Unter Beachtung der zuvor beschriebenen Einschränkungen in der Interpretation der Befunde, sind in Tabelle 3 die Studien zusammenfassend dargestellt, die eine saisonale Auftretenswahrscheinlichkeit verschiedener psychiatrischer Krankheitsbilder vermuten lassen. Es zeigt sich dabei, daß für Depressionen meist ein Gipfel im Frühjahr und Herbst gefunden werden kann, während Manien bevorzugt im Sommer beobachtet werden können.

Tabelle 3. Literaturangaben zum jahreszeitliche Auftreten verschiedener psychiatrischer Krankheiten

Gipfel im FRÜHJAHR und HERBST:

Petersen, 1934	Manisch-depressive Erkrankung
Slater, 1938	Manisch-depressive Erkrankung
Leuthold, 1940	Manie, Depression
Kinkelin, 1954	Depression
Kraines, 1957	Manisch-depressive Erkrankung
Matussek, 1965	Depression
Angst et al., 1969	Endogene Depression, manisch-depressive Erkrankung
Eastwood u. Peacocke, 1976	Depression
Payk, 1976	Affektive Psychosen, psychoreaktive Störungen, Schizophrenie
Eastwood u. Stiasny, 1978	Depression

Gipfel im FRÜHJAHR :

Kollibay-Uter, 1921	Manisch-depressive Erkrankung, Schizophrenie
Amaldi, 1928	Manie
Ratner, 1929	Schizophrenie
Kinkelin, 1954	Manie
Abe, 1963	Manisch-depressive Erkrankung
Winzenried, 1965	Manie
Frangos et al., 1980	Depression, Manie

Gipfel im SOMMER:

Wolff, 1907[*]	Erregte Psychosen
Kollibay-Uter, 1921	Alkoholpsychosen
Petersen, 1934	Manie
Winzenried, 1965	Schizophrenie
Walter, 1977	Manie
Myers u. Davies, 1978	Manie
Hare u. Walter, 1978	Manie, Schizophrenie

Gipfel im HERBST:

Winzenried, 1965	Endogene Depression

Gipfel im WINTER:

Milstein et al., 1976	Manisch-depressive Erkrankung

Gipfel im WINTER und SOMMER:

Williams et al., 1987	Affektive Psychosen, Männer

KEINE saisonale Variation:

Zung et al., 1974	Depression
Hare u. Walter, 1978	Depression

[*] Bezieht sich auf eine Beobachtung, die anderen Literaturangaben beziehen sich auf empirische Studien.

Während die Daten der in Tabelle 3 dargestellten Untersuchungen auf Krankenhausaufnahmen basieren, haben Williams et al. (1987) der Auswertung ihrer Daten sowohl die Ergebnisse stationärer als auch ambulanter Kontakte zugrundegelegt, die mit Hilfe eines Fallregisters in Verona/Italien erfaßt wurden. In diesen Datensatz gingen jedoch die Informationen der Allgemeinmediziner nicht ein. Diese Gruppe konnte darstellen, daß eine höhere Rate von affektiven Ersterkrankungen im Frühjahr und Sommer auftrat, wobei das Signifikanzniveau jedoch nur für das männliche Geschlecht erreicht wurde. Um einen Anhalt über die Saisonalität von affektiven Erkrankungen zu gewinnen, sind einige Forscher auch dazu übergegangen, die monatliche Häufigkeit der Arzneimittelausgaben von Apotheken zu untersuchen. Williams and Dunn (1981) fanden in England (1969-1975) eine signifikante Reduzierung der Verschreibungshäufigkeit von Antidepressiva in den Sommermonaten, ein Ergebnis, das auch von Tansella et al. (1981) für Verona/Italien (1983-1984) bestätigt werden konnte. Interessanterweise zeigte sich jedoch bei der Untersuchung von Williams u. Dunn, daß die nichtpsychopharmakologischen Medikamente das deutlichste saisonale Muster, mit einem Gipfel im Herbst und Winter darstellen. Dies könnte evtl. darauf hinweisen, daß saisonal abhängige Verstimmungen nicht erkannt und mit anderen Medikamenten außer den Antidepressiva behandelt werden.

Bereits um die Jahrhundertwende haben eine Reihe von Studien gezeigt, daß auch dem suizidalen Verhalten ein saisonales Muster unterliegt. Als Erklärungsmuster dienten entweder die Gedanken von Morselli (1881), der physioklimatische Einflüsse verantwortlich machte, oder die von Durkheim (1952), der diesem jahreszeitlichen Muster eine sozioökonomische Erklärung zugrundelegte. Die von den Untersuchern berichtete saisonale Variation von Suiziden zeigt meistens einen Häufigkeitsgipfel im Frühjahr auf (Lester 1972; Eastwood und Peacoke 1976; Wenz 1977; Kevan, 1980; Parker et al., 1982). Zusätzlich dazu wurde jedoch auch ein Gipfel im Herbst beschrieben (Eastwood u. Peacoke, 1976; Wenz 1977; Aveline et al., 1984; Souétre et al., 1987). Darüber hinaus konnten Miccolo et al. (1991) feststellen, daß der Einfluß der Jahreszeiten auf das Auftreten von Suiziden in ländlichen Gegenden von Italien häufiger ist als in Städten. Weniger deutlich hingegen ist die saisonale Häufung von Suizidversuchen: während einige Studien höhere Raten in den letzten 6 Monaten des Jahres, besonders im Dezember beobachteten (Schmid u. van Arsdol, 1955; Whitlock u. Shapiro, 1967; Wenz, 1977), bemerkten andere zusätzlich einen Gipfel im Juli (Schmid u. van Arsdol, 1955) oder aber auch keine saisonalen Schwankungen (De Maio et al., 1982).

1.5 Das Konzept der saisonal abhängigen Depressionsformen (SAD)

Das Konzept der SAD wurde an anderer Stelle (Kasper et al., 1988b; Kasper et al., 1989c) bereits ausführlich dargestellt und wird hier nur verkürzt zusammengefaßt. Die Beschreibung des Syndroms geht, wie bereits zuvor unter 1.1 erwähnt, auf die Selbstbeobachtung des Patienten Herbert Kern zurück, der an sich selbst regelmäßige, mit den Jahreszeiten wechselnde Zyklen von Depressionen und Hypomanien festgestellt hatte (Rosenthal et al., 1983). Nachdem dieser Patient erfolgreich auf Lichttherapie ansprach (Lewy et al., 1982), wurde eine größere Patientenpopulation am NIMH systematisch untersucht und erfolgreich mit Lichttherapie behandelt (Rosenthal et al., 1984). Zur Aufnahme in die Studie mußten dabei folgende Kriterien erfüllt gewesen sein:

1. Eine durch die Research Diagnostic Criteria [RDC, (Spitzer et al., 1978)] festgelegte Diagnose einer "major affective disorder" (Lebenszeit).
2. Regelmäßige, im Herbst bzw. Winter auftretende depressive Episoden, die im Frühjahr oder Sommer remittierten (mindestens zwei davon sollten dabei in aufeinander unmittelbar folgenden Wintern aufgetreten sein).
3. Keine andere schwere psychiatrische Erkrankung [Achse-I-Diagnose, DSM-III (American Psychiatric Association, 1980)].
4. Keine regelmäßigen, mit den Jahreszeiten auftretende Veränderungen von psychosozialen Variablen, die als Erklärung für die saisonal wiederkehrenden Verstimmungen herangezogen werden können.

Diese Charakterisierung führte schließlich zur Einbeziehung saisonal abhängiger Verhaltensmuster in die revidierte Fassung des DSM-III [DSM-III-R (American Psychiatric Association, 1987)] und eröffnet damit auch die Möglichkeit für standardisierte Vergleichsstudien an anderen Zentren. Die deutschen Fassung des DSM-III-R (1989) legt folgende Kriterien für das Vorhandensein eines saisonal abhängigen Verhaltensmusters vor:

A. Es besteht eine regelmäßige zeitliche Beziehung zwischen dem Beginn einer Episode einer bipolaren Störung [einschließlich bipolare Störung NNB (nicht näher bestimmt)] oder einer rezidivierenden "major Depression", Rezidivierend (einschließlich depressive Störung NNB) und einem bestimmten 60 Tage dauernden Zeitraum eines Jahres (z.B.: regelmäßiges Auftreten der Depression zwischen Anfang Oktober und Ende November).

   Beachte: Keine Fälle mit einschließen, bei denen ein offensichtlicher saisonal abhängiger Einfluß von psychosozialen Belastungen existiert, z.B. regelmäßig jeden Winter arbeitslos.
B. Vollständige Remission (oder ein Wechsel von Depression zu Manie oder Hypomanie) erfolgt ebenfalls in einem bestimmten 60 Tage dauernden Zeitraum eines Jahres (z.B. die Depression remittiert zwischen Mitte Februar und Mitte April).
C. Mindestens 3 Episoden einer affektiven Störung sind in 3 Jahren aufgetreten, die eine saisonal abhängige Beziehung, wie in A) und B) definiert, zeigten; mindestens 2 der Jahre folgten aufeinander.
D. Saisonal abhängige Episoden einer affektiven Störung, wie oben beschrieben, waren häufiger als nicht saisonal abhängige Störungen (Verhältnis mindestens 3:1).

Diese durch das DSM-III-R festgelegten Charakteristika für das Vorliegen einer SAD beinhalten also neben dem Diagnosekriterium (A) vorwiegend Merkmale, die den jahreszeitlichen Ablauf der Depression betreffen. Ein Kriterium, das die Symptomatologie beinhaltet, findet sich dahingegen nicht. Dies erscheint auch deswegen sinvoll, da die Symptomatologie mit der Schwere der Erkrankung wechseln kann. An dieser Stelle ist erwähnenswert, daß die DSM-III-R-Einschlußkriterien für das Vorliegen einer "major Depression" sowohl eine Hypo- als auch Hypersomnie und auch eine Gewichtszu- bzw. abnahme beinhalten. Für die Diagnose einer SAD ist also aufgrund der DSM-III-R-Kriterien eine jahreszeitliche Gebundenheit mit einer Verschlechterung im Herbst/Winter entscheidend.

Die demographischen und klinischen Charakteristika der zwischen 1981 und 1987 am NIMH untersuchten 246 SAD-Patienten sind in den Tabellen 4 und 5 zusammengefaßt und zeigen, daß der Großteil der SAD-Patienten (83%) Frauen sind. Viele Patienten heben hervor, daß der Winter, solange sie sich zurückerinnern können, nie ihre bevorzugte Jahreszeit war, aber für die meisten Patienten beginnt eine auch klinisch bedeutsame Problematik erst mit der 3. Lebensdekade. Der Beginn der Symptomatik ist jedoch sehr variabel, und es wurden auch Fälle beobachtet, bei denen die Probleme um das 10. Lebensjahr begannen (Rosenthal et al., 1986). Die meisten Patienten (81%) erfüllten die RDC-Kriterien (Spitzer et al., 1978) für "major affective disorder", Bipolar II (Rezidivierende Depression, mit einem Auftreten von Hypomanie). Ein demgegenüber nur geringer Anteil (12%) wurde als unipolare Depression diagnostiziert. Ein hoher Prozentsatz der Patienten berichtete von einer familiären Belastung (bei Verwandten 1. Grades) mit einer typischen Depression (DSM-III, American Psychiatric Association, 1980) (55%) oder Alkohol- und Drogenmißbrauch (36%). Nur 26% der Patienten wurden ohne eine vorausgegangene psychiatrische Behandlung in das Programm am NIMH aufgenommen. Die übrigen Patienten waren zuvor entweder mit Psychotherapie allein oder in Kombination mit trizyklischen Antidepressiva (42%), Lithium (10%) oder Schilddrüsenhormonen (10%) behandelt worden. Einige waren bereits zuvor in einem psychiatrischen Krankenhaus aufgenommen worden (11%) und 2 Patienten erhielten zuvor eine Elektrokrampfbehandlung.

Tabelle 4. Klinische und demographische Charakteristika von 246 SAD-Patienten[a]

Alter der Population		$37,6 \pm 9,4$
Krankheitsbeginn (Jahre)		$22,2 \pm 10,9$
Geschlechtsverhältnis (Frauen : Männer)		$9 : 2$
Dauer der SAD-Symptome (Monate)		$5,2 \pm 1,3$
Psychiatrische Diagnosen	Bipolar II	81 %
	Bipolar I	7 %
	Unipolar	12 %
Vererbung (1.Grades)	"Major affective disorder"	55%
	SAD	5 %
	Alkohol/Drogen Mißbrauch	36 %
Vorangegangene psychiatrische Behandlung	Keine Behandlung	26 %
	Antidepressiva	42 %
	Lithium	10 %
	Thyroidea Hormone	10 %
	Hospitalisierungen	
	wegen Depression	3 %
	wegen Manie	8 %
	Elektrokrampfbehandlung	1 %

[a] Patienten, die in der Zeit von 1981 - 1987 am NIMH untersucht wurden und die zum Zeitpunkt der Untersuchung in Washington D.C./USA lebten.

Wie aus Tabelle 4 weiterhin ersichtlich ist, betrug die durchschnittliche Länge (±SD) der SAD-Symptomatologie in einer Krankheitsphase 5,2 ± 1,3 Monate. Einige Patienten berichteten, daß vorübergehende Angstzustände bereits im August und September auftraten. Es ist dabei jedoch unklar, ob diese Angst, die manche Patienten als Panikzustände beschrieben, einen antizipatorisch-psychologischen Verarbeitungsmechanismus der unangenehmen Erwartung der Herbst- und Wintermonate darstellt, oder aber bereits auf einen vorauslaufenden biologischen Prozeß an sich zurückzuführen ist. Die typische SAD-Symptomatik begann gewöhnlich im Oktober oder November, wobei eine Verlängerung der Schlafdauer und eine Veränderung der Eßgewohnheiten, mit einer Bevorzugung kohlenhydrathaltiger Nahrungsmittel die ersten Zeichen der Verschlechterung der Symptomatik darstellen. Die Patienten hatten meist erhebliche Schwierigkeiten, morgens aufzustehen, ihre täglichen Aktivitäten zu beginnen und sie berichteten darüber hinaus auch über einen typischen Kohlenhydratheißhunger. Diese beiden letztgenannten Symptome nahmen bei den am NIMH untersuchten Patienten dann an Intensität zu, wenn die Jahreszeit voranschritt. Meist klagten die Patienten über eine verminderte Aktivität, einen depressiven Affekt, eine erhöhte Gereiztheit und Angst, eine Gewichtszunahme, einen Kohlenhydratheißhunger, eine verminderte Libido, einen vermehrten Schlaf, sowie Schwierigkeiten in zwischenmenschlichen Beziehungen und am Arbeitsplatz. Nur in Ausnahmen hingegen konnte die für depressive Zustände ansonsten charakteristische

Tabelle 5. Symptomprofil von 246 SAD-Patienten während der Winterzeit[a]

Variable	berichtetes Symptom	Patienten [%]
Aktivität	vermindert	95
Affekt	depressiv	96
	irritabel	86
	ängstlich	87
Appetit	vermehrt	71
	vermindert	10
	keine Veränderung	11
	Kohlenhydrat-Heißhunger	72
Gewicht	vermehrt	76
	vermindert	10
	keine Veränderung	13
Libido	vermindert	59
Schlaf	vermehrt, längere Dauer	83
	vermehrte Müdigkeit am Tage	73
Andere	Schwierigkeiten am Arbeitsplatz	86
	Schwierigkeiten in zwischenmenschlichen Beziehungen	93
	Menstruationsstörungen	58 (n = 185)
	Symptome sind milder in Äquatornähe	89 (n = 100)

[a] Patienten, die in der Zeit von 1981 - 1987 am NIMH untersucht wurden und die zum Zeitpunkt der Untersuchung in Washington D.C./USA lebten.

Symptomatik, wie ein verminderter Appetit und ein Gewichtsverslust gefunden werden.

Obwohl die SAD-Patienten die diagnostischen Kriterien für eine typische Depression (DSM-III, American Psychiatric Association, 1980) erfüllten, wiesen sie außerdem auch oft die Zeichen einer sog. atypischen Depression (Beeber u. Pies, 1983; Liebowitz et al., 1984) auf, wie z.B. vermehrtes Essen mit Gewichtszunahme (s. auch: Kräuchi u. Wirz-Justice, 1988; Rosenthal et al., 1989 c) und vermehrtes Schlafbedürfnis. Es ist dabei von Bedeutung, daß diese Symptome durch die Hamilton-Depressionsskala (Hamilton, 1967) nicht erfaßt (z.B. sozialer Rückzug) oder sogar umgekehrt beurteilt werden (z.B. vermehrter Schlaf, vermehrtes Essen). Es wurde deshalb von Rosenthal et al. (1987b) ein Instrument entwickelt (7-Item-Supplementskala), das der Struktur nach der HDRS angeglichen wurde, aber speziell auf die Symptomatologie der SAD-Patienten ausgerichtet ist. Die einzelnen Punkte auf dieser Skala beinhalten: Müdigkeit, sozialer Rückzug, vermehrter Appetit, vermehrtes Essen, Kohlenhydratheißhunger, Gewichtzunahme und vermehrter Schlaf. Einige der Patienten zeigten viele dieser atypischen Zeichen, wenn die Depression nicht so stark ausgeprägt war, aber wenn die Schwere der Depression zunahm, wechselten sie zu einem Muster über, das dem der endogenen Depression glich. Der Schweregrad der Depression bei SAD-Patienten war im Einzelfall sehr variabel; die meisten Patienten zeigten jedoch eine im Vergleich zu endogen depressiven Patienten milde depressive Verstimmung, aber einige eine auch deutlich schwerere Verlaufsform mit Suizidalität.

Kürzlich wurde von Kasper at al. (1988a;1989a) eine Gruppe von Individuen beschrieben, die als eine subsyndromale Form der Winter-SAD-Patienten (S-SAD) bezeichnet werden kann. Diese Menschen sehen sich selbst nicht als Patienten an und erfüllen auch nicht die Kriterien einer Winter-SAD, aber bemerken, daß sie sich im Herbst und voranschreitenden Winter nicht so gut fühlen. Von Kasper et al. (1989a) wurden zur Charakterisierung folgende Kriterien erarbeitet:

A. Eine Vorgeschichte von definierten Schwierigkeiten, die regelmäßig in den Wintermonaten aufgetreten sind (mindestens in 2 aufeinanderfolgenden Wintermonaten) und die eine definierte Zeit angehalten haben (mindestens 4 Wochen lang). Beispiele für diese Schwierigkeiten sind: verminderte Energie, verminderte Effektivität bei der Arbeit (z.B. Konzentrationsstörung, Fertigstellung von Arbeiten), verminderte Kreativität oder Interesse an sozialem Kontakt, Appetit- und Gewichtzunahme, Bevorzugung von Kohlenhydraten, vermehrtes Schlafen.
B. Probanden betrachten sich als "gesund".
C. Die Probanden haben wegen der oben genannten Schwierigkeiten keine medizinische oder psychologische Hilfestellung aufgesucht; sie wurden auch von keinen anderen Menschen dazu angehalten.
D. Andere Menschen, die diese Probanden nicht persönlich kennen, haben nicht erkannt, daß diese ein Problem haben, oder wenn sie es erkannt haben, dann haben sie es in einen Zusammenhang mit z.B. "Überarbeitung" oder "Grippe" gestellt.
E. Die oben genannten Schwierigkeiten haben die Funktionsfähigkeit nicht wesentlich beeinflußt, d.h. zum Beispiel keine vermehrten Krankmeldungen während der Winterzeit oder ausgeprägte Schwierigkeiten mit Mitmenschen.
F. Keine Vorgeschichte einer affektiven Störung (DSM-III-R) in den Wintermonaten.

Insgesamt liegt eine ähnliche Symptomatik wie bei der Winter-SAD vor, die jedoch in den für dieses Krankheitsbild charakteristischen Bereichen nicht denselben Schweregrad erreicht. In Abb. 1 ist das Verhältnis der Betroffenheit von den saisonalen

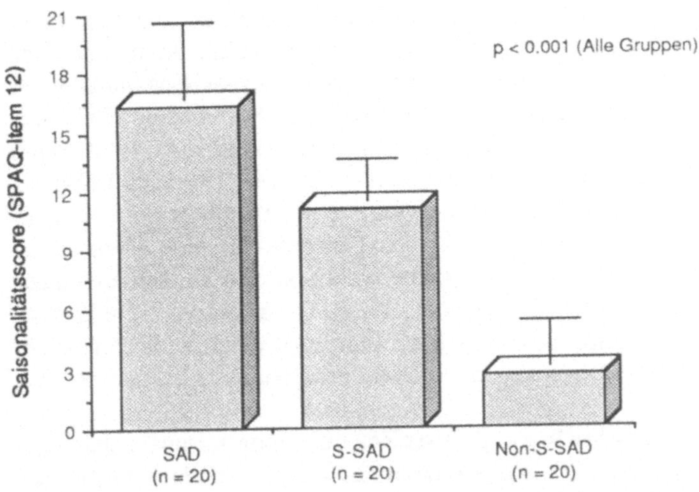

Abb. 1. Saisonalitätsscore bei Patienten mit einer saisonal abhängigen Depression (SAD, Wintertyp), deren subsyndromalen Form (S-SAD) und bei Kontrollen (Non-S-SAD), die keine saisonal abhängigen Verhaltens- und Befindlichkeitsveränderungen aufweisen. Die Gruppen sind alters- und geschlechtsangeglichen, und die Signifikanztestung bezieht sich auf ANOVA. (Aus: Kasper et al., 1989 a)

Gegebenheiten, wie es durch den Saisonalitätsskore (s. 2.1.7) ausgedrückt werden kann, für die folgenden 3 Gruppen dargestellt: die Gruppe der SAD-Patienten, deren subsyndromalen Form (S-SAD) sowie für Kontrollen (Non-S-SAD) die keine saisonal abhängigen Verhaltens- und Befindlichkeitsveränderungen aufweisen. Diese Zusammenstellung, deren Einzelheiten an anderer Stelle detaillierter ausgeführt sind (Kasper et al., 1989a), zeigt, daß die Gruppe der S-SAD-Individuen eine intermediäre Position zwischen der von SAD-Patienten und der von Menschen einnehmen, die an sich keine Veränderungen mit dem Ablauf der Jahreszeiten registrieren.

Es mag dabei von Bedeutung sein, daß bei den S-SAD-Individuen die vegetative Symptomatik, wie sie durch die Supplementskala von Rosenthal et al. (1987b) erfaßt werden kann, den Hauptanteil der Beschwerden ausmacht, während die Depressionssymptomatik nicht so deutlich ausgeprägt ist. In einer kontrollierten Studie (Kasper et al., 1989a) konnte dargestellt werden, daß auch diese Gruppe von der Therapie mit hellem weißem Licht profitiert. Die in dieser Studie gleichzeitig untersuchten Kontrollen, die keine saisonale Symptomatik aufwiesen, zeigten hingegen keine Verbesserung, und es wurden im Gegenteil dazu vereinzelt sogar Verschlechterungen der Befindlichkeit registriert. Sowohl die letztgenannte Untersuchung als auch die Studie von Rosenthal et al. (1987c) weist darauf hin, daß gesunde Menschen ohne eine saisonal abhängige Problematik keinen positiven Effekt nach Lichttherapie erkennen läßt. Man kann daher daraus ableiten, daß der positive Effekt der Lichttherapie, den man bei SAD-Patienten und deren subsyndromalen Form finden kann, nicht auf die gesamte Bevölkerung generalisierbar ist. Weiterhin kann in diesem Zusammenhang spekuliert werden, daß sich der positive Effekt der Lichttherapie nur bei einer speziellen Anfälligkeit (Vulnerabilität) auf die mit den Jahreszeiten einhergehenden Lichtveränderungen entfalten kann. Um herauszufinden, welche Menschen oder Patienten diese Vulnerabilität aufweisen, könnte z.B. der Grad der Sensibilität durch die Hell-dunkel-Adaptation gemessen werden (Gunkel u. Bornschein, 1957). Bei SAD-Patienten wird sowohl eine okuläre Hyposensitivität (Heerwagen, 1990; Remé et al., 1990) als auch eine Hypersensitivität (Oren et al., 1991; Beersma, 1990) auf Lichtreize diskutiert. Die Hell-dunkel-Adaptation wurde, allerdings ohne Berücksichtigung der Jahreszeiten, bereits bei depressiven Patienten ohne eine jahreszeitlich abhängige Befindlichkeitsverschlechterung untersucht und eine Veränderung unter Lithiummedikation festgestellt (Kaschka et al., 1987). Dadurch konnte ein Zusammenhang zwischen einer antidepressiven Maßnahme und einer Veränderung der Augenphysiologie aufgezeigt wurde, der vielleicht auch bei der Lichttherapie von Wichtigkeit ist.

Wehr et al. (1987a) beschrieben in jüngster Zeit eine Form saisonal abhängiger Depressionen, bei der es zu einem umgekehrten saisonalen Verteilungsmuster des psychopathologischen Zustandsbilds kommt. Die depressive Verstimmung tritt bei diesen Patienten regelmäßig im Frühjahr und Sommer auf und geht dann im Herbst und Winter in eine Remission über oder lenkt sogar in eine Hypomanie oder Manie aus. Die Eigenbeobachtungen der Patienten und erste vorläufige Untersuchungen (Wehr et al., 1989) lassen vermuten, daß diese Verstimmung u.a. durch die höhere Umgebungstemperatur im Sommer ausgelöst wird. Einige Patienten berichteten z.B., daß sie symptomfrei waren, als sie weiter im Norden lebten und dadurch den warmen Sommertemperaturen weniger ausgesetzt waren. Andere wiederum beobachteten, daß ihre Symptomatologie schlechter wurde, wenn sie in den Süden reisten. Es scheint daher, daß die hohe Umgebungstemperatur bei dieser Form saisonal bedingter affektiver Verstimmungen eine bedeutsame Rolle spielt und daß eine Senkung der Umgebungstemperatur von therapeutischer Bedeutung sein kann. Die klinischen Charakteristika der beiden Formen saisonal abhängiger Depressionen (Winter-SAD und Sommer-SAD) sind z. T. unterschiedlich. Während bei beiden Syndromen eine depressive Stimmung auftritt und die Aktivität sowie die Libido vermindert ist, kommt es zu einer unterschiedlichen Ausprägung der vegetativen Symptomatik. Winter-SAD-Patienten weisen einen vermehrten Appetit, verbunden mit einer Gewichtszunahme auf und zeigen eine längere Dauer der Schlaflänge. Bei Sommer-SAD-Patienten kommt es zu einer Reduzierung in diesen letztgenannten Bereichen und darüber hinaus kann eine ängstlich depressive Stimmung und eine Agitiertheit auftreten. Diese Beschreibung stellt eine Charakterisierung von Prägnanztypen dar und ist im Einzelfall nicht immer nachweisbar (Kasper et al., 1990c). Zur Diagnose eines dieser beiden Syndrome sollte daher vorwiegend das jahreszeitliche Auftretensmuster der Befindlichkeitsverschlechterung herangezogen werden. Es wäre jedoch verfrüht anzunehmen, daß diese Form der Sommerdepression eine von der Winterdepression abzugrenzende Form ist. Die klinische Tatsache, daß beide Formen bei denselben Patienten im Verlauf der Erkrankung vorkommen können, berechtigt vielmehr zu der Annahme, daß diese beiden Syndrome ätiologisch zusammenhängen. In einer vor kurzem abgeschlossenen therapeutischen Studie (Wehr et al., 1989) wurden Patienten mit einer Sommerdepression in der symptomfreien Zeit im Frühjahr unter kontrollierten Bedingungen entweder einer warmen oder einer sehr hellen Umgebung ausgesetzt. In dieser Untersuchung, bei der die Patienten für die Dauer von 2 Tagen entweder in der einen oder der anderen Untersuchungsbedingung waren, konnte gezeigt werden, daß die höhere Umgebungstemperatur als Ursache für die Entstehung der Sommerdepressionen angesehen werden kann.

Die Differentialdiagnose der SAD gegenüber anderen Depressionsformen zeichnet sich v. a. durch die periodische, mit den Jahreszeiten wiederkehrende, charakteristische Symptomatik aus. Da die SAD-Patienten, die am NIMH untersucht wurden, neben den für sie charakteristischen Symptomen auch die Kriterien der "major affective disorder" (Research Diagnostic Criteria, Spitzer et al., 1978) erfüllten, kann nicht davon ausgegangen werden, daß es sich bei der SAD um eine nosologisch eigenständige Depression handelt, sondern sie muß vielmehr als eine besondere Erscheinungsform der letzteren angesehen werden. Aus den Berichten der SAD-Patienten können auch andere wichtige Differentialdiagnosen gegenüber somatischen Erkrankungen aufgezeigt werden, die v. a. durch die atypischen vegetativen Symptome vorgetäuscht werden. Ein Teil der SAD-Patienten am NIMH berichtete über einen vorausgegangenen Behandlungsversuch wegen Hypothyreose, Hypoglykämie oder chronischen Virusentzündungen, wie infektiöse Mononukleose. Die dabei erfolgten organmedizinischen Untersuchungen waren bei den 246 SAD-Patienten, die am NIMH untersucht wurden, durchwegs negativ.

1.6 Der therapeutische Effekt der Lichttherapie bei saisonal abhängigen Depressionen (SAD)

In der Medizin wird die artifizielle Lichtapplikation von verschiedenen Fachdisziplinen zu therapeutischen Zwecken eingesetzt (Kasper u. Ruhrmann, 1990). Große Erfolge ließen sich beispielsweise bei der Behandlung der Hyperbilirubinämie des Neugeborenen erzielen, bei der es durch einen übermäßigen Anfall von Bilirubin zu gefürchteten Komplikationen kommen kann. Mit Hilfe des blauen Anteils des Lichtspektrums kann hier über die Haut eine fotochemische Umwandlung (Isomerisation) des Bilirubins in eine besser ausscheidbare Form erreicht werden. Eine weitere Indikation für den Einsatz der Phototherapie (wie sie dabei genannt wird) stellt neben anderen Dermatosen sowie dem Pruritus uraemicus die Psoriasis dar, bei der die Bestrahlung mit ultraviolettem Licht (UV-A, UV-B) zu einem Standardverfahren geworden ist. Den hier beschriebenen, wie auch den zu Anfang des Jahrhunderts verfolgten Therapiekonzepten ist eines gemeinsam: Der sorgfältige Schutz der Augen vor möglichen Schäden durch die ultravioletten Anteile des Lichts. Es mag darum nicht verwundern, daß der antidepressive Effekt der artifiziellen Lichtapplikation erst spät entdeckt wurde. Neuere Untersuchungen ergaben nämlich, daß der antidepressive Wirkmechanismus für die Depressionsbehandlung wahrscheinlich ausschließlich über das Auge vermittelt wird (Wehr et al., 1987b). Bei den für die Depressionsbehandlung eingesetzten Lampen ist daher der ultraviolette Anteil des Lichts ausgeblendet, was ohne weiteres möglich ist, da er für den antidepressiven

Effekt nicht notwendig zu sein scheint (Lewy et al., persönliche Mitteilung; Kasper et al., 1990c). Zur Abgrenzung von den oben beschriebenen Formen der Phototherapie in der Neonatologie und Dermatologie und damit auch zur Verhütung einer Fehlbedeutung wird vorgeschlagen, das hier dargestellte Verfahren für die Depressionsbehandlung mit dem Terminus *Lichttherapie* zu bezeichnen.

In den vergangenen Jahren wurde, gestützt auf theoretische Überlegungen (s. Kasper et al., 1988c), eine Form der Lichttherapie in die Medizin eingeführt, die die Behandlung der Winterform der saisonal abhängigen Depression (SAD) und deren subsyndromalen Ausprägung (S-SAD) möglich machte. Seit der ersten von Lewy et al. (1982) publizierten Fallstudie, in der die erfolgreiche Behandlung einer Winterdepression mit Lichttherapie dargestellt wurde, hat sich das Wissen um diese Therapieform eindrucksvoll vermehrt (Kasper et al., 1988c; Rosenthal u. Blehar, 1989; Terman et al., 1989; Thompson u. Silverstone, 1989). Die Ergebnisse der kontrollierten Studien sind in Abb. 2, 3 sowie in Tabelle 6, 7 zusammengefaßt.

Neben den Untersuchungen, die vorwiegend am National Institute of Mental Health (NIMH) in den USA durchgeführt wurden, haben sich auch andere Zentren in den USA (Kripke et al., 1983; Hellekson et al., 1986; Yerevanian et al., 1986; Lewy et al., 1987; Terman et al., 1989;) und Europa (Wirz-Justice et al., 1986; Peter, 1986; Checkley et al., 1986; Thompson et al., 1986; Köhler u. Pflug, 1989) mit der Lichttherapie beschäftigt und eindeutige Erfolge bei der SAD, und nur vereinzelt bei anderen depressiven Syndromen, darstellen können (zur Übersicht: Kasper et al., 1988c). Die Effekte der Lichttherapie bei gesunden Kontrollen scheinen dahingegen davon abhängig zu sein, ob sog. subsyndromale SAD (Kasper et al., 1989a) in die Untersuchung miteinbezogen werden, da in den Studien von Rosenthal et al. (1987c) und Kasper et al. (1989a) gezeigt werden konnte, daß nur die letztere Gruppe davon profitiert.

Bei der Anwendung der Lichttherapie sind verschiedene Aspekte, wie die Lichtintensität, Dauer der Lichtanwendung, Zeitpunkt der Lichtanwendung und, daß der Wirkmechanismus über das Auge geht, sowohl von praktischer Bedeutung als auch für das pathophysiologische Verständnis des Wirkmechanismus der Lichttherapie von theoretischem Interesse. Obwohl noch keine eindeutigen Dosis-Wirkungs-Studien vorliegen, kann davon ausgegangen werden, daß bei SAD-Patienten mit der Intensität von 2500 Lux (HWL = helles weißes Licht) ein therapeutischer Effekt erwartet werden kann. Als Kontrollbehandlung wurde in den vorliegenden Studien (s. Abb. 2, Tabelle 6) meist ein gedämpftes Licht mit einer Intensität von 300 Lux (GL = gedämpftes Licht) gewählt. In Abb. 2 sind die Ergebnisse der Studien in denen HWL angewandt wurde denen mit GL gegenübergestellt. Zur Verdeutlichung wurden die verschiedenen Behandlungsbedingungen der jeweiligen Studien hinsichtlich dieser beiden Parameter getrennt dargestellt (meist lag den Studien ein Cross-over-Design zugrunde). Diese Zusammenstellung zeigt für die Behandlungsbedingung mit HWL eine Besserungsrate (prozentuelle Abnahme des Summenscores der Hamilton-Depressionsskala) von 52% und für die mit GL eine von 22%. Die Besserungsraten bleiben in diesem Ausmaß auch erhalten, wenn man zur Effizienzberechnung nur die 6 Studien heranzieht, bei denen das HWL in einem Untersuchungsansatz direkt mit dem GL verglichen wurde.

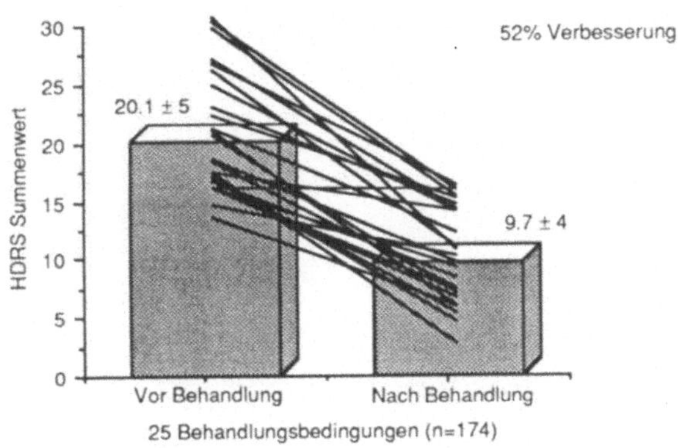

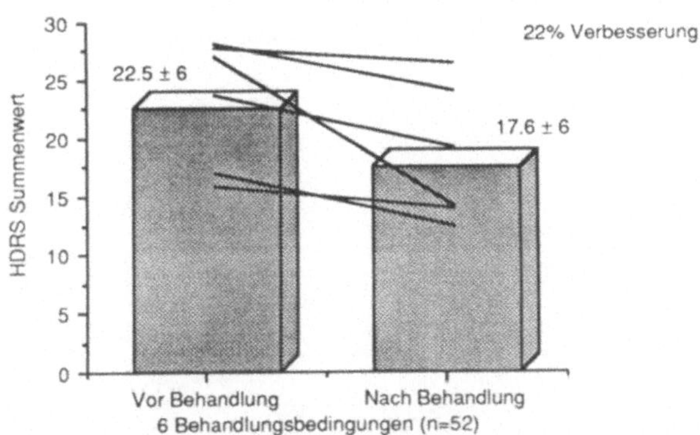

Abb. 2. Zusammenfassung der kontrollierten Lichttherapiestudien, bei denen entweder helles weißes oder gedämpftes Licht verwendet wurde. Da diesen Studien meist eine "Cross-over"-Studienanordnung oder ein Paralleldesign zugrunde lag, wurden zur Verdeutlichung in dieser Abbildung aus den publizierten Daten die verschiedenen Behandlungsbedingungen herausgestellt. Die numerischen Daten der in dieser Abbildung verwendeten Studien sind in Tabelle 6 aufgelistet. *HDRS*, Hamilton-Depressionsskala (Hamilton, 1967)

Aus Verlaufsuntersuchungen kann man entnehmen, daß der therapeutische Effekt der Lichttherapie graduell zunimmt und nach etwa 3 - 7 Tagen ein Maximum erreicht (s. Abb. 4). Nach Wegnahme der Lichtquelle ist in der gleichen Zeitspanne mit einem erneuten Wiederauftreten der SAD-Symptome zu rechnen. Aufgrund der letzteren klinischen Beobachtung, die auch durch kontrollierte Befunde gestützt ist (Rosenthal et al., 1989b), stellt sich also bei SAD-Patienten keine Remissionsstabilität ein, solange der Mangel an Licht, der die Symptomatik hervorgerufen hat, weiterbesteht. Es muß daher den Patienten angeraten werden, die Lichttherapie während der gesamten Herbst- und Wintermonate anzuwenden.

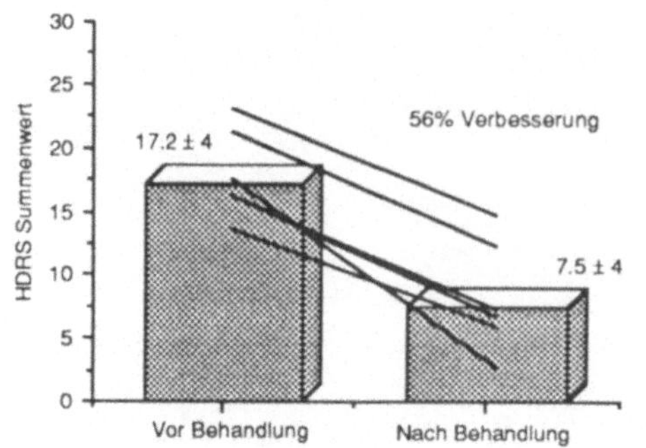

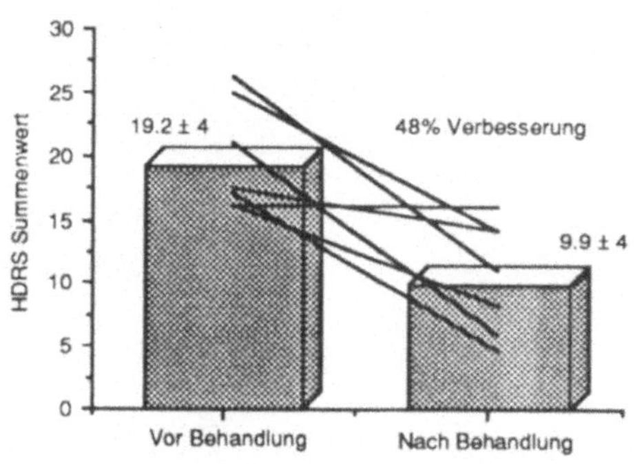

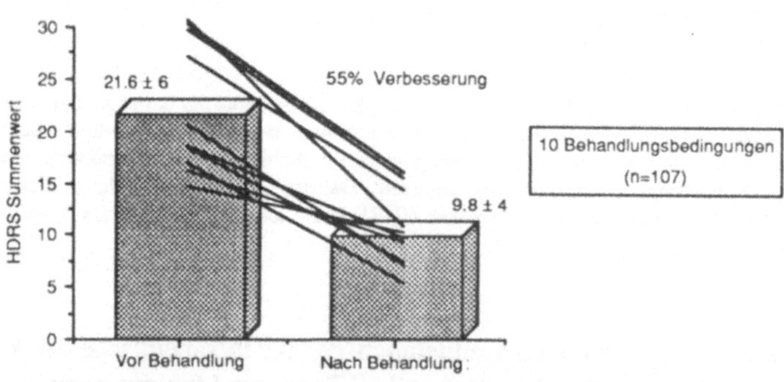

Abb. 3. Zusammenfassung der kontrollierten Lichttherapiestudien, bei denen die Lichttherapie entweder am Morgen, am Abend oder am Morgen und am Abend angewandt wurde. Da diesen Studien meist eine "Cross-over"-Studienanordnung oder ein Paralleldesign zugrunde lag, wurden in dieser Abbildung zur Verdeutlichung aus den publizierten Daten die verschiedenen Behandlungsbedingungen herausgestellt. Die numerischen Daten der in dieser Abbildung verwendeten Studien sind in Tabelle 10 aufgelistet. *HDRS*, Hamilton-Depressionsskala (Hamilton, 1967)

Tabelle 6. Ergebnisse der kontrollierten Lichttherapiestudien mit hellem weißem Licht (2500 Lux) bei SAD -Patienten, die zu verschiedenen Tageszeiten durchgeführt wurden[1]

Autor	Patienten n	Baseline [2] (%)	Nach Behandlung [2] HDRS (%)	Responserate [3] HDRS (%)
1) LICHTTHERAPIE AM MORGEN UND ABEND:				
Rosenthal et al., 1984	9	17.7	6.7	62
Rosenthal et al., 1985	13	26.5	13.6	49
Checkley et al., 1986	11	29.6	15.2	49
Hellekson et al., 1986	6	20.0	6.4	68
Terman et al., 1986	28	16.2	4.7	71
Thompson et al., 1986	12	13.9	9.5	32
Wehr et al., 1986	7	29.1	14.7	49
Wirz-Justice et al., 1986	12	30.0	10.1	66
Lewy et al., 1987	8	15.4	8.6	44
Rosenthal et al., 1987a	12	17.8	9.0	49
10 Behandlungs-bedingungen	107	21.6±6	9.8±45	**55%**
2) LICHTTHERAPIE AM MORGEN:				
Hellekson et al., 1986	6	12.8	5.3	59
Terman et al., 1986	17	15.4	5.9	68
Yerevanian et al., 1986	4	16.7	2.0	88
Jacobsen et al., 1987	16	22.4	13.9	39
Lewy et al., 1987	8	15.4	6.6	57
Wirz-Justice et al., 1987	14	20.5	11.6	43
6 Behandlungs-bedingungen	65	17.2±4	7.5±4	**56%**
3) LICHTTHERAPIE AM ABEND:				
James et al., 1985	9	24.3	13.4	45
Buckwald et al., 1986	11	15.4	7.4	52
Hellekson et al., 1986	6	20.4	5.2	75
Terman et al., 1986	12	16.8	13.5	20
Yerevanian et al., 1986	4	16.4	4.0	76
Lewy et al., 1987	8	15.4	15.2	1
Wehr et al., 1987b	10	25.6	10.3	60
7 Behandlungs-bedingungen	60	19.2±4	9.9±4	**48%**

[1] Die Daten beziehen sich auf die Berechnungen in den aufgeführten Publikationen. Diese Daten sind in Abb. 2 graphisch dargestellt.

[2] Mittelwerte der Summenwerte der Hamilton-Depressionsskala (HDRS; Hamilton, 1967).

[3] Responserate: prozentuelle Veränderung des HDRS (Summenwert), Baseline im Vergleich zu dem Wert nach Behandlung.

Tabelle 7. Ergebnisse der kontrollierten Lichttherapiestudien bei SAD-Patienten mit entweder hellem weißem (2500 Lux) oder gedämpftem Licht (< 300 Lux)[1]

Autor	Patienten n	Baseline [2] (%)	Nach Behand- lung [2] HDRS (%)	Responserate [3] HDRS (%)
1) HELLES WEISSES LICHT:				
Rosenthal et al., 1984	9	17.7	6.7	62
James et al., 1985	9	24.3	13.4	45
Rosenthal et al., 1985	13	26.5	13.6	49
Checkley et al., 1986	11	29.6	15.2	49
Hellekson et al., 1986	6	12.8	5.3	59
		20.0	6.4	68
		20.4	5.2	75
Terman et al., 1986	28	16.2	4.7	71
		15.4	5.9	68
		16.8	13.5	20
Thompson et al., 1986	11	13.9	9.5	32
		16.1	7.6	53
Wehr et al., 1986	7	26.0	15.7	40
		29.1	14.7	49
Wirz-Justice et al., 1986	12	30.0	10.1	66
Yerevanian et al.,1986	4	16.7	2.0	88
	4	16.4	4.0	76
Jacobsen et al., 1987	16	22.4	13.9	38
		21.6	14.6	32
Lewy et al., 1987	8	15.4	6.6	57
		15.4	15.2	1
		15.4	8.6	44
Rosenthal et al., 1987a	12	17.8	9.0	49
Wehr et al., 1987b	10	25.6	10.3	60
Wirz-Justice et al., 1987	14	20.5	11.6	43
25 Behandlungs- bedingungen	**174**	**20.08±5**	**9.7±4**	**52%**
2) GEDÄMPFTES LICHT:				
Rosenthal et al., 1984	9	15.1	13.2	13
Rosenthal et al., 1985	6	27.1	25.7	5
James et al., 1985	9	23.0	18.4	20
Checkley et al., 1986	11	27.4	23.2	22
Thompson et al., 1986	11	16.3	11.7	28
Wirz-Justice et al., 1986	6	26.3	13.5	49
6 Behandlungs- bedingungen	**52**	**22.5±6**	**17.6±6**	**22%**

[1] Die Daten beziehen sich auf die Berechnungen in den aufgeführten Publikationen. Diese Daten sind in Abb. 2 graphisch dargestellt.
[2] Mittelwerte der Summenwerte der Hamilton-Depressionsskala (HDRS; Hamilton, 1967).
[3] Responserate: prozentuelle Veränderung des HDRS (Summenwert), Baseline im Vergleich zu dem Wert nach Behandlung.

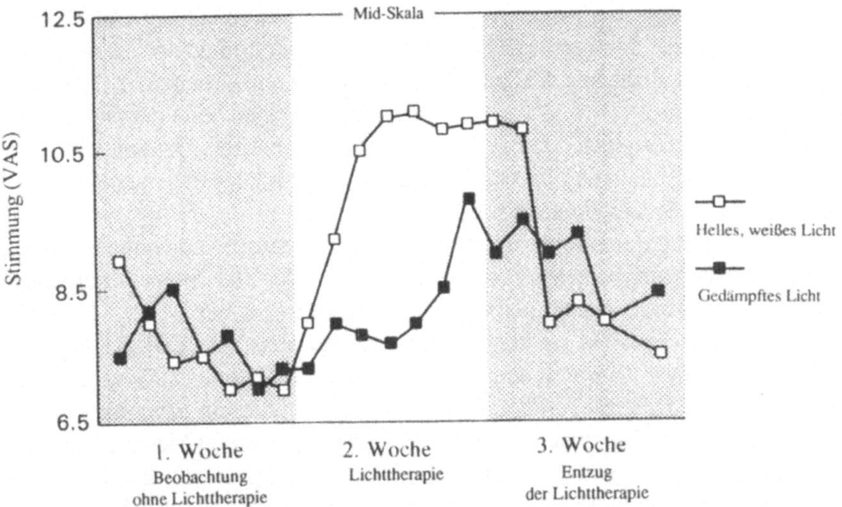

Abb. 4. Charakteristischer Verlauf unter Lichttherapie mit hellem weißem Licht (2500 Lux) und der Kontrollsituation mit gedämpften Licht (<300 Lux) bei 15 Patienten mit einer saisonal abhängigen Depression (SAD). *VAS*, visuelle Analogonskala

Ein weiterer, sowohl von praktischer als auch theoretischer Seite wichtiger Parameter ist der Zeitpunkt der Lichtanwendung in bezug auf die Tageszeit; dies stellt ein bis jetzt in der Literatur noch nicht gelöstes Problem dar. Die Ergebnisse von Tierstudien und das darin angeschlossene Konzept der Phasenrückverschiebung bei depressiven Patienten sind zwar verlockend, die Morgenstunden als die pathophysiologische Zeit der effektiven Verabreichung der Lichttherapie anzusehen, aber wie aus Abb. 3 und aus Tabelle 7 entnommen werden kann, ist die Wirksamkeit der Lichttherapie nicht nur auf deren Anwendung in den Morgenstunden beschränkt. Der Vergleich der verschiedenen Behandlungsbedingungen zu den verschiedenen Tageszeiten, die in Abb. 3 ebenso wie in Abb. 2 zur Verdeutlichung aus den jeweiligen Studien (vgl. Tabelle 7) entnommen wurden, zeigt, daß vergleichbare Effekte sowohl in den Morgen- als auch in den Abendstunden erreicht werden können. Es liegen nur wenige Studien vor, bei denen die Wirksamkeit der Lichttherapie hinsichtlich der Applikationsart zu den unterschiedlichen Tageszeiten in einem Untersuchungsansatz geprüft wurde. Während 2 Studien (Hellekson et al., 1986; Yerevanian et al., 1986) eine gleiche Effektivität der Lichttherapie am Morgen verglichen mit der am Abend fanden (Besserungsraten: 74% bzw. 76%), war bei 2 Studien (Terman et al., 1986; Lewy et al., 1987) eine bessere Effektivität in den Morgenstunden erkennbar (Besserungsrate der Lichttherapie am Morgen: 63%; Besserungsrate der Lichttherapie am Abend: 11%). Da jedoch in 4 von 7 Studien auch ein antidepressiver Effekt der Lichttherapie mit einer Reduktion des Summenscores der HDRS in den Abendstunden gefunden wurde, kann eine Effektivität der Lichttherapie zu dieser Tageszeit nicht ausgeschlossen werden, wie von Lewy et al. (1987) aufgrund theoretischer Überlegungen zur zirkadianen Rhythmik der SAD-Patienten (s. Kasper et al., 1988a) angenommen wird. Aus der Metaanalyse von Terman et al. (1989) kann man entnehmen, daß evtl. die Schwere der Erkrankung bei dem Zeitpunkt der Anwendung der Lichttherapie eine Rolle spielt. Diese Gruppe konnte herausarbeiten, daß leichter erkrankte SAD-Patienten (HDRS-Summenscore: 10 - 16) einen besseren therapeutischen Effekt in den Morgenstunden gegenüber den Abendstunden hatten, während der Zeitpunkt der Lichtbehandlung bei den schwerer erkrankten Patienten (HDRS-Summenscore über 16) unbedeutend war.

Bei der Beurteilung der Effektivität der Lichttherapie müssen sowohl der Plazeboeffekt als auch eine mögliche Spontanremission, die in der Zeit der Verabreichung der Lichttherapie auftreten kann, als Einflußgrößen mit beachtet werden (s. auch 3.3.5). Um den Plazeboeffekt zu kontrollieren, wurde meist die Behandlung mit gedämpftem Licht gewählt, womit deutlich schlechtere Ergebnisse (22% vs. 52%, s. Tabelle 6 und Abb. 2) als mit HWL gefunden wurden. Zu diesem Ergebnis kommt auch die von der eigenen Untersuchung unabhängig durchgeführten Metaanalyse von Terman et al. (1989). Obwohl die Plazebohypothese aufgrund von theoretischen Überlegungen nicht eindeutig widerlegbar ist, spricht u.a. dagegen, daß in den Studien, bei denen die vor der Therapie gemessenen Erwartungen evaluiert wurden, keinen Zusammenhang mit der Effektivität der nachfolgenden Lichttherapie erkennen ließen. Dies schließt jedoch z. B. nicht aus, daß das helle weiße Licht während der Behandlung einen größeren Plazeboeffekt entfaltet als die Behandlungssituation mit gedämpftem Licht, wofür dann die am Anfang der Behandlung gemessenen Erwartungen zur Objektivierung auch nicht weiterhelfen würden. Zur Beurteilung der Spontanremission liegen keine prospektiven Untersuchungen an einer Gruppe von SAD-Patienten vor. Die einzige publizierte Kasuistik (Rosenthal et al., 1989b), sowie die unter Lichttherapie dargestellten statistisch signifikanten und klinisch relevanten Besserungsraten, die von unterschiedlichen Arbeitsgruppen gefunden wurden, sprechen jedoch dagegen. Zur Klärung dieser Frage sind jedoch auf jeden Fall prospektive Untersuchungen notwendig. Diese Studien sollten am besten über den Ablauf eines Jahres angelegt sein und auch die Beurteilung von Dritten beinhalten (Kasper et al., 1989c).

Zum Verständnis des Wirkmechanismus der Lichttherapie ist es von besonderer Wichtigkeit, daß diese Therapieform die Effektivität über das Auge entfaltet. In der bis jetzt einzigartigen Studie konnten Wehr et al. (1987b) darstellen, daß die Applikation über das Auge der über die Haut signifikant überlegen war, was die Autoren veranlaßt, einen retinohypothalamischen Wirkmechanismus der Lichttherapie anzunehmen. Die Psychobiologie der SAD ist eng mit den pathophysiologischen Veränderungen unter Lichttherapie verbunden. Biologische Untersuchungen von SAD-Patienten beinhalten deshalb die einzigartige Möglichkeit, daß die Ursache des Syndroms und deren Therapie auf gleichartige biologischen Mechanismen zurückgeführt werden können. Man kann davon ausgehen, daß der Lichtmangel in den Wintermonaten bei speziell dafür vulnerablen Menschen die Symptomatologie hervorruft, die durch die Lichtapplikation andererseits wieder aufgehoben werden kann, wie in den vorangegangenen kontrollierten Studien gezeigt wurde. Während erstere Studien vorwiegend die Melatonin- und die Phasenverschiebungshypothese ("phase-shift-hypothesis") zur Grundlage hatten, sind neuere Ansätze auch für andere

Tabelle 8. Biologische Veränderungen bei SAD-Patienten und deren Beeinflussung durch Lichttherapie. Zusammenfassung der am NIMH erhobenen Befunde (1981 - 1989)

Hypothalamus-Hypophysen-Nebennierenrindensystem	Kortisolamplitude zeigt keine Veränderung. Kortisolnadir scheint jedoch phasenrückverschoben zu sein. Beim Dexamethasonsuppresionstest kein Escapephänomen Nach CRF-Infusion erniedrigte ACTH-Werte (im Vergleich zu Kontrollen), nach Lichttherapie Erhöhung der CRF stimulierten ACTH-Werte
Thyreptropin Melatonin Wachstumshormon Prolaktin	Signifikant niedrigere nächtliche Werte, außer bei TSH, bei dem auch tagsüber niedrigere Werte gefunden werden können
CSF 5-HIAA	Bei SAD-Patienten im Winter im Vergleich zu Kontrollen signifikant erniedrigt
CSF MHPG	Unauffällig
CSF HVA	Unauffällig
Prolaktinstimulierung nach m-CPP	Bei SAD-Patienten höhere Poststimulationsprolaktinwerte (vor im Vergleich zu nach Lichttherapie) als Ausdruck einer Downregulation der Rezeptoren durch Lichttherapie
Immunsystem	Durch Lichttherapie Anhebung der durch Mitogene stimulierten Lymphozytentransformation bei gesunden Kontrollen
Körperkerntemperatur	Signifikantes Absinken der nächtlichen Werte durch Lichttherapie
Elektrophysiologie	Antidepressiver Effekt der Lichttherapie bewirkt Amplitudenzunahme der P300-Komponente bei visuell, jedoch nicht bei akustisch evozierten Potentialen
Positronenemissionstomographie	Nach Lichttherapie erhöhte Aktivität im visuellen Kortex

NIMH: National Institute of Mental Health.
m-CPP: m-Chlorophenylpiperazine.
CSF: Liquor Cerebrospinalis.
MHPG: 3-Methoxy 4-Hydroxyphenylglycol.
HVA: Homovanillinmandelsäure.
5-HIAA: 5-Hydroxyindolessigsäure.
ACTH: Adrenocorticotrophes Hormon.
SAD: Saisonal abhängige Depressionen.
CRF: Cortocotropin Releasing Hormon.

Untersuchungstrategien offen und beziehen sowohl weitere neuroendokrine Systeme als auch Neurotransmitter- und Immunfunktionen sowie elektrophysiologische Mechanismen in die pathophysiologischen Überlegungen zum Wirkmechanismus der Lichttherapie und damit zu den biologischen Grundlagen der SAD mit ein (Skwerer et al., 1988) (s. Zusammenstellung in Tabelle 8).

1.7 Der therapeutische Effekt der Lichttherapie bei Depressionen ohne ein saisonales Auftretensmuster

Die Studien zur Effektivität der Lichttherapie (2000 - 2800 Lux) bei endogen depressiven Patienten ohne eine jahreszeitliche Gebundenheit der Befindensverschlechterung zeigen vergleichsweise zu den SAD-Patienten nur geringe Erfolge auf. Dies entspricht auch eigenen Erfahrungen, daß SAD-Patienten schlechter auf Lichttherapie ansprechen, wenn beim psychopathologischen Querschnittsbild die charakteristischen - jedoch nicht obligaten - Symptome der SAD wie Hyperphagie, Hypersomnie und Kohlenhydratheißhunger fehlen (Kasper et al., 1990c). In der Untersuchung von Volz et al. (1990) wurden 30 medikamentenfreie, endogen depressive Patienten ohne eine SAD-Charakteristik in ein kontrolliertes Therapieprogramm eingeschlossen. Bei dieser Studie wurde in einem Parallelldesign der Effekt von hellem weißem Licht (2500 Lux) mit dem von gedämpftem Licht (50 Lux) verglichen (7 Tage Behandlung, 2 h morgens). Beide Gruppen zeigten einen signifikanten Abfall der Summenwerte des Hamilton-Depressionsscores, der sich jedoch zwischen den beiden Gruppen statistisch nicht signifikant unterschied. Die offene Untersuchung von Yerevanian et al. (1986) weist darauf hin, daß bei Depressionen ohne eine SAD-Charakteristik im Vergleich zu SAD-Patienten ein deutlich geringeres Ansprechen auf Lichttherapie vorliegt. Unsere vorläufigen Ergebnisse (Kasper et al., 1990c) lassen bei endogen depressiven Patienten ohne ein jahreszeitlich gebundenes Auftretensmuster, im Vergleich zu den SAD-Patienten ebenfalls eine deutlich geringere Wirksamkeit erkennen. Günstige Erfahrungen liegen dahingegen von der Arbeitsgruppe um Kripke (1983, 1987, 1989) vor die aufgrund von kontrollierten Studien gewonnen wurden. Kripke et al. (1989) heben hervor, daß im Vergleich zur Behandlung mit Imipramin unter Lichttherapie (7 Tage, 3 h täglich) ein rascherer Wirkungseintritt erzielt werden kann, der jedoch nach 1 Woche nicht das Ausmaß einer 4wöchigen Imipraminbehandlung erreicht. Ein gutes Ansprechen der endogen depressiven Patienten ohne eine SAD-Charakteristik auf die Lichttherapie wurde auch in den offenen und nichtkontrollierten Studien von Peter et al. (1980), Heim (1988), Fleischhauer et al. (1988) und Dietzel (1990) gefunden. Peter et al. (1986) behandelten 10 endogen depressive Patienten für die Dauer von 5 Tagen (3 h täglich) und beobachteten wie Dietzel (1990), die ebenso 10 endogen depressive Patienten einer einmaligen Lichtexposition (7 h) aussetzte, einen rasch einsetzenden antidepressiven Effekt. In der Untersuchung von Heim wurden 100 Patientinnen (DSM-III-Diagnose: affektive Störung) für die Dauer von einer Woche mit Lichttherapie behandelt (3 h täglich, 1,5 h morgens und 1,5 h abends) und ein Großteil der Patientinnen erhielt gleichzeitig Psychopharmaka. Für die Gesamtgruppe ergab sich ein Abfall der Summenwerte der Hamilton-Depressionsskala von 29 auf 16 (Mittelwerte), und 60% der Patientinnen wurden als Responder klassifiziert. In der Untersuchung von Fleischhauer et al. (1988) wurden 20, vorwiegend endogen depressive, medikamentenfreie Patienten untersucht, von denen jedoch 9 ein saisonales Auftretensmuster der Befindlichkeitsverschlechterung zeigten. Die Lichttherapie wurde über 10 Tage mit einer täglichen Behandlungsdauer von 6 h (3 h morgens und 3 h abends) durchgeführt. In der Gesamtgruppe wurden 65% als Responder klassifiziert, wobei jedoch keine Differenzierung hinsichtlich der Saisonalität gemacht wurde, so daß die Erfolge evtl. alleine auf die miteingeschlossenen SAD-Patienten zurückgeführt werden kann.

Im Gegensatz zu den Lichttherapiestudien bei SAD-Patienten liegen für Depressionen ohne die SAD-Charakteristik nur die wenigen oben genannten Studien vor. Insgesamt kann daher zum jetzigen Zeitpunkt der Effekt der Lichttherapie bei dieser Indikation noch nicht eindeutig beurteilt werden. Aufgrund der Gesamtwürdigung der bis jetzt vorliegenden Befunde und auch aufgrund eigener Erfahrungen scheint jedoch die alleinige Behandlung mit Lichttherapie bei dieser Indikation nicht erfolgversprechend zu sein. Eine andere Frage ist es, ob nicht durch die Lichttherapie, ähnlich wie durch den therapeutischen Schlafentzug, der therapeutische Effekt der Antidepressiva verstärkt werden kann. Die Ergebnisse von offenen Studien (Neudörfer et al., persönliche Mitteilung; Kaschka et al., persönliche Mitteilung) bei denen der Effekt der antidepressiv-medikamentösen Behandlung mit und ohne Lichttherapie untersucht wurde, scheinen diese Annahme zu bestätigen. In diesem Zusammenhang ist es lohnenswert zu untersuchen, ob Psychopharmaka mit einem spezifischen Wirkprofil, wie z. B. dem der selektiven Serotonin- (Fluoxetin-, Flovoxamin-) oder Noradrenalin-(Maprotilin-)wiederaufnahmehemmung bevorzugt einen additiven Effekt entfalten. Dabei ist ein ähnlicher Effekt wie beim therapeutischen Schlafentzug denkbar, für dessen Effektivität sich eine Wirkungsverstärkung insbesondere unter serotonerg wirkenden Antidepressiva aufgezeigt hatte (Kasper et al., 1990f). Weiterhin ist es nicht nur von einem theoretischen Interesse, daß die Lichttherapie, ähnlich wie Antidepressiva, auch eine manische Verstimmung hervorrufen können (Kasper et al., 1990d; Schwitzer et al., 1990) was bei einer breiteren Anwendung der Lichttherapie auch bei den Depressionen ohne SAD-Charakteristik Aufmerksamkeit finden sollte.

2 Saisonale Charakteristika in einer randomisierten Stichprobe der Allgemeinbevölkerung

2.1 Ziele und Methodik

2.1.1 Zielsetzung

In den vergangenen Jahren wurde am NIMH eine große Anzahl von Menschen untersucht, die entweder als SAD-Patient, deren subsyndromale Form (S-SAD) oder als gesunde Kontrollen an einer Untersuchung im Rahmen der Studien zur Saisonalität teilnahmen. Dabei wurde deutlich, daß sich die Saisonalität beim Menschen als eine Dimension darstellt, die von einer leichten bis zu einer schweren Ausprägung reicht. Obwohl die Prävalenzzahlen zur SAD unbekannt waren, ließen einige neuere Studien (Eastwood et al., 1985; Boyce u. Parker, 1988; Terman, 1988; Thompson et al., 1988b) vermuten, daß ein Teil der Bevölkerung ähnliche Veränderungen aufweist, wie sie von SAD-Patienten bekannt sind, nur zu einem unterschiedlichen, meist deutlich geringeren Ausmaß. Man kann daher davon ausgehen, daß die Saisonalität als ein Spektrum aufgefaßt werden kann, wobei SAD-Patienten auf der einen und gesunde Kontrollen auf der anderen Seite anzunehmen wären.

Die im folgenden dargestellte Untersuchung wurde von mir, gemeinsam mit Mitarbeitern der Clinical Psychobiology Branch am National Institute of Mental Health in Bethesda/USA sowie den Survey Research Associates in Baltimore/USA, im Herbst 1987 durchgeführt (Kasper et al., 1989d). Um die saisonalen Verhaltens- und Befindlichkeitsveränderungen in der Allgemeinbevölkerung zu bestimmen, wurde als Erhebungsverfahren die Telefonbefragung (Dillmann, 1978) gewählt, die anhand eines standardisierten Untersuchungsinstruments durchgeführt wurde (s. Anhang). Mit dieser Methode wurde eine randomisierte Stichprobe der Bevölkerung von Montgomery County/Maryland/USA befragt und dabei vorwiegend auf die Beschreibung der folgenden Gebiete das Hauptaugenmerk gelegt:

1. Das Muster und die Ausprägung saisonaler Befindlichkeits- und Verhaltensveränderungen in der Allgemeinbevölkerung.

2. Der Vergleich verschiedener Charakteristika von Menschen mit einem Winter- und Sommermuster der Befindlichkeitsverschlechterung, um dadurch auch einen Einblick in die Problematik von Patienten mit einer Winter- oder Sommer-SAD zu gewinnen.

3. Die Berechnung der Prävalenzraten der SAD und deren subsyndromalen Form.

4. Das Verhältnis zwischen Saisonalität, Alter und Geschlecht.

2.1.2 Methode der Datenerhebung

Zur Erhebung der nach dem Zufall ausgewählten Stichprobe (n = 416) der Bevölkerung von Montgomery County/Maryland/USA wurde eine Telefonversion des *Seasonal Pattern Assessment Questionnaire (SPAQ*, Rosenthal et al., 1988) angewandt. Es wurde geplant, die Erhebung der Daten an einer Gesamtzahl von etwa 400 nach dem Zufall ausgewählten Probanden durchzuführen, um die Ergebnisse auf die Allgemeinbevölkerung übertragen zu können. Die Gesamtzahl der Stichprobe von 416 ergab sich dadurch, daß gegen Ende der über den Zeitraum von 4 Wochen geplanten Erhebung die täglich durchgeführten und erfolgreich beendeten Befragungen der 14 Interviewer in die Gesamtzahl eingingen. Eine der Voraussetzungen für die Durchführung der Studie war es, daß die Befragung innerhalb von 4 Wochen, im November 1987, durchgeführt werden sollte, um nicht die Veränderungen der Jahreszeiten als eine unerwünschte Störvariable zu haben. Eine weitere Voraussetzung war es, daß bei Abschluß der Studie ein Geschlechtsverhältnis vorliegen sollte, das dem der Bevölkerung von Montgomery County/Maryland/USA entspricht (weiblich : männlich = 53% : 47%; über 20 Jahre alt). Um die Ergebnisse der Studie auf die Allgemeinbevölkerung von Montgomery County übertragen zu können, wurde eine Responserate (der geeigneten Haushalte) von mindestens 80% angestrebt.

Die Methode der Stichprobenerhebung war *Random Digit Dialing* (RDD; Groves u. Kahn, 1979). Bei dieser Methode werden die Telefonnummern aus allen vorhandenen Nummern der Zielpopulation nach dem Zufall ausgewählt. In Montgomery County waren zum Zeitpunkt der Erhebung 99% aller Haushalte mit einem Telefon ausgestattet und 16,2% dieser Telefonnummern nicht im Telefonbuch eingetragen. Es ist ein Vorteil des RDD, daß dadurch auch die letzteren Nummern (sog. "privaten" Telefonnummern) erfaßt werden können. Mit dieser Methode wurde eine Stichprobe von 3000 nach dem Zufall gezogenen Nummern ausgewählt, wobei die Telefonnummern von öffentlichen Gebäuden, Betrieben oder anderen Berufsorganisationen schon vor der Randomisierung so weit als möglich ausgeschlossen worden waren. Anfänglich wurden für die geplanten Anrufe der Erhebung 1000 Telefonnummern zur Verfügung gestellt, denen nach der ersten Woche der Erhebungsphase weitere 275 hinzugefügt wurden. In Tabelle 10 sind die Dispositionen der 1275 Telefonnummern aufgezeigt, die während der Untersuchungsphase zur Verwendung kamen. Obwohl die Telefonnummern von Berufsorganisationen oder öffentlichen Einrichtungen schon vor der Randomisierung so weit als möglich ausgeschlossen wurden, waren 423 dieser Telefonnummern nicht einem Privathaushalt zugehörig. Die Nachprüfung einer randomisierten Gruppe dieser Telefonnummern (n = 102) ergab, daß es sich dabei um keine Telefonnummern von Privathaushalten handelte und daß sie deshalb korrekt ausgeschlossen wurden.

2.1.3 Charakteristika der Bevölkerung, in der die Stichprobe erhoben wurde

Die demographischen Charakteristika der Bevölkerung von Montgomery County/ Maryland/USA sind in Tabelle 9 dargestellt. Montgomery County umgibt den nordwestlichen Teil von Washington D.C. (39° nördlicher Breite) und dient vorwiegend als Wohnort für die in Washington D.C. arbeitenden Menschen. Neben kleineren Betrieben, die der Versorgung der Bevölkerung dieser Gegend dienen, gibt es dort auch einige wenige Bürogebäude sowie eine Kleinindustrie, vorwiegend in der Stadt Rockville (43 811 Einwohner) und Gaithersburg (26 424 Einwohner), die die 2 größeren Städte dieses Counties darstellen.

2.1.4 Auswahl der Stichprobe

Um die Haushalte zu identifizieren, die für die Teilnahme an dieser Untersuchung geeignet waren, wurden folgende *Einschlußkriterien* festgelegt, die durch einen standardisierten Fragebogen erhoben wurden:

1. Die Telefonnummer mußte zu einem Privathaushalt gehören.

2. Mindestens 1 Mitglied des Haushaltes mußte älter als 21 Jahre sein.

3. Mindestens 1 Mitglied des Haushaltes (älter als 21 Jahre) mußte im Bundesstaat Maryland oder der Umgebung für mindestens 3 Jahre gelebt haben (die Umgebung beinhaltete den Staat Maryland, Washington D.C., Nord Virginia und die Gegend von Pennsylvania um Philadelphia).

Nachdem die angestrebte Anzahl der weiblichen Probanden (n = 206) bereits nach 10 Tagen befragt war, wurde ab diesem Zeitpunkt als weiteres Einschlußkriterium hinzugefügt, daß ein Mann in dem Haushalt leben sollte, der dann befragt wurde. Obwohl der zeitliche Ablauf der Telefonanrufe festgelegt war (s. 2.1.5) und jeder der möglichen 4 Anrufe zu einer anderen Tageszeit als der zuvor gewählten erfolgen mußte, ist das initiale Überwiegen der Frauen wahrscheinlich dadurch erklärbar, daß Frauen ohne Berufstätigkeit zuerst erreicht wurden. Man kann daher nicht ausschließen, daß dieses Vorgehen zu einer Verzerrung der Stichprobe geführt hat. Da das Verhältnis der Zahlen der berufstätigen Frauen zu der der berufstätigen Männer in der epidemiologischen Stichprobe mit der der Allgemeinbevölkerung von Montgomery County vergleichbar war, besteht jedoch kein Grund zur Annahme, daß dadurch die Ergebnisse wesentlich beeinflußt wurden.

2.1.5 Telefoninterview

Als Erhebungsinstrument zur Erfassung der saisonalen Charakteristika diente der Seasonal Pattern Assessment Questionnaire (SPAQ, Rosenthal et al., 1987b), der für die Anwendung am Telefon modifiziert und umgeschrieben wurde (s. Anhang). Den Fragen der ursprünglichen Version des SPAQ wurden folgende neue Items hinzugefügt: 1) eine detaillierte Frage über die in den verschiedenen Jahreszeiten verwendeten Nahrungsmittel, 2) Rasse, 3) ob der Proband schon einmal über SAD gehört hatte und 4) ob der Proband Interesse hat, an einer weiteren Studie dieser Art teilzunehmen.

Um diesen Fragebogen anzuwenden, wurden 14 Interviewer anhand eines eigens dafür ausgearbeiteten Trainingsmanuals ausgebildet. Nahezu alle Interviewer hatten schon Vorerfahrungen mit Telefonbefragungen in medizinischen oder sozialen Bereichen. Um den Interviewern zu zeigen, wie der Telefonfragebogen angewandt werden soll, wurden von den Supervisoren Rollenspiele vor der gesamten Gruppe durchgeführt. Anschließend daran übten die Interviewer selbst die Anwendung des Telefonfragebogens in Kleingruppen. Die Befragung im Rahmen der Untersuchung begann dann unmittelbar nach dem Training am 2. November 1987 und war am 23. November 1987 abgeschlossen. Von einem Teil der Interviews (n = 47, 11% der vollständigen Interviews) wurden einige Items durch Supervisoren validiert, indem die dazugehörigen Fragen erneut erhoben wurden; dabei zeigte sich eine ausgezeichnete Übereinstimmung bei der Datenerhebung. Im Anschluß daran wurden die Ergebnisse eines jeden Interviews manuell in den Computer eingegeben und von dieser Eingabe wurden 10% der Daten auf deren Richtigkeit überprüft.

Für den Ablauf der Telefonanrufe wurden den Interviewern aufgetragen, eine Liste von Telefonnummern der Reihe nach durchzugehen. Bei jedem Telefonanruf, bei dem nur ein Versuch oder ein erfolgreicher Kontakt erfolgte, wurde das Datum, die Zeit und das Resultat aufgezeichnet. Wenn bei einem Anrufsversuch keine Verbindung erreicht werden konnte, wurde folgendermaßen vorgegangen: Jede Nummer wurde 4mal angewählt, und jeder Versuch mußte mindestens 4 h später sein als der zuvor gewählte (d.h. zu einer anderen Tageszeit). An einem Tag konnte dieselbe Telefonnummer nicht mehr als 2mal angerufen werden. Von den 4 Anrufen mußte einer während des Tages, einer während des Abends und einer am Wochenende sein. Wenn nach diesem Vorgehen kein Kontakt hergestellt werden konnte, wurde die Telefonnummer durch eine andere, die wiederum nach dem Zufall ausgewählt wurde, ersetzt. Wenn ein Proband die Einschlußkriterien erfüllte, aber das Interview nicht weiter fortsetzen wollte, versuchte einer der Supervisoren durch einen erneuten Rückruf das Interview doch noch durchzuführen. Dieser Prozeß wird in weiterer Folge als *"refuser conversion"* bezeichnet.

In einer Befragung dieser Art kommt es manchmal vor, daß die Befragten die Antwort auf ein bestimmtes Item verweigern oder daß sie sagen, daß sie die Antwort nicht wissen. Nachdem die meisten Fragen des Fragebogens persönliche Bereiche betreffen, für die die Probanden keine Unkenntnis in Anspruch nehmen können, wurde davon ausgegangen, daß die Kategorie *"ich weiß es nicht"* niedrig sein wird. Von der Fragegruppe 2 (s. Anhang), von der der Saisonalitätsscore berechnet wurde, bestand nicht die Möglichkeit, die Antwort *"ich weiß es nicht"* zu geben. Für den Großteil der Items (99%) konnte eine eindeutige Antwort gewonnen werden. Es gab nur wenige Items, bei denen die Antwortrate der Items niedriger ausfiel. Eines davon betraf das Körpergewicht und ein weiteres den Beruf, mit Raten von 96% und 68%.

2.1.6 Psychiatrische Untersuchung einer Untergruppe der Stichprobe

Von der gesamten Stichprobe wurden 40 Probanden (9,6% der Stichprobe) persönlich nachuntersucht und dabei ein strukturiertes psychiatrisches Interview (SCID,
Structured Clinical Interview for DSM-III-R, Spitzer et al., 1987) sowie ein Hamil-
ton-Depressionsfragebogen (HDRS, Hamilton, 1967) durchgeführt. Die so gewonnenen Probanden wurden auch dahingehend untersucht, ob sie die Kriterien der SAD
(Rosenthal et al., 1984) oder S-SAD (Kasper et al., 1989a) erfüllen. Der Untersucher,
der den HDRS angewandt hatte, war blind in bezug auf die Vorgeschichte der
Probanden, während der Interviewer (S.K.), der das SCID durchführte und auch die
klinischen Kriterien der SAD und S-SAD angewandt hatte, diese Voraussetzung
nicht erfüllte.

Die persönlich nachuntersuchten 40 Probanden (22 Männer, 18 Frauen; Altersbreite: 30 - 58 Jahre; Durchschnittsalter ± SD: 41,3 ± 7,2) wurden nach folgenden
Gesichtspunkten von der Gesamtstichprobe (n = 416) ausgewählt (nähere Beschrie-
bung in 3.1.2):

1. Um Probanden zu gewinnen, deren Grad der Saisonalität für die Gesamtbevölkerung von Montgomery
   County repräsentativ ist, wurde die Stichprobe hinsichtlich des Saisonalitätsskores (der in dieser
   Untersuchung von 0 - 18 lag) in 20 Klassen unterteilt, und es war beabsichtigt, von jeder Klasse 2
   Probanden auszuwählen (s. Abb. 15).

2. Von dieser Stichprobe wurden Menschen ausgeschlossen, die über Schwierigkeiten im Sommer
   berichteten, da es ein weiteres Ziel der Untersuchung war, den Effekt der Lichttherapie in der
   Allgemeinbevölkerung zu beurteilen, der bei Menschen mit Sommer-Problemen noch nicht bekannt
   war.

3. Die Probanden sollten in der Altersbreite zwischen 30 und 60 Jahren sein, damit in der anschließend
   geplanten Lichttherapiestudie eine unterschiedliche Alterszusammensetzung nicht als ein unerwünschter Störfaktor auftrete.

2.1.7 Statistische Methoden

Der Datensatz wurde mit univariaten und multivariaten statistischen Methoden
ausgewertet. Außer den Rohwerten ging dabei auch der *Saisonalitätsscore* als
Summenwert verschiedener Items ein. Dieser Saisonalitätsskore wurde aus der Frage
2 des Telefon-SPAQ berechnet, die die folgenden, sich mit den Jahreszeiten verän-
dernden Verhaltens- und Befindlichkeitsparameter erfaßt: Stimmung, Energie, Appetit, Gewicht, tägliche Schlafdauer, soziale Aktivität. Die Befragten haben dabei die
Möglichkeit, diese genannten Parameter auf einer 5stufigen Skala zu gewichten. Der
Saisonalitätsscore stellt einen Summenwert dieser beurteilten 6 Bereiche dar, wobei
jedem dieser 6 Items ein Wert von 0 - 4 zugeordnet wird und somit ein Maximum
von 24 möglich ist.

2.1.7.1 Regressionsanalysen

An multivariaten Verfahren wurde in dieser Untersuchung eine logistische Regressionsanalyse (LRA), eine multiple schrittweise Regressionsanalyse (MSR) und eine Clusteranalyse angewandt. In diesem Abschnitt werden die LRA und die MSR näher beschrieben, während die Clusteranalyse in einem eigenen Abschnitt (2.1.7.2) Erwähnung findet. Das Programm der Regressionsanalysen arbeitete mit den im folgenden dargestellten 40 Variablen: A) *Demographie:* 1. Geschlecht, 2. Bildung, 3. Ehestatus, 4. Beschäftigung, 5. Rasse, 6. Alter; B) *Veränderungen während den Jahreszeiten in folgenden Bereichen:* 7. Schlafdauer pro Tag, 8. soziale Aktivität, 9. Stimmung, 10. Gewicht, 11. Appetit, 12. Energie, 13. Saisonalitätsskore, 14. Typisierung nach Jahreszeiten [Winter-, Sommermuster (Definition s. S. 40)]; C) *die folgenden Wetterbedingungen machen die Stimmung und Energie schlechter, unverändert oder besser:* 15. kalte Tage, 16. heiße Tage, 17. feuchte Tage, 18. sonnige Tage, 19. trockene Tage, 20. graue, wolkenverhangene Tage, 21. lange Tage, 22. hoher Pollengehalt, 23. nebelige Tage, 24. kurze Tage; D) *Gewichtsfluktuationen:* 25. 0-3 Pfund oder über 3 Pfund, E) *Schlafdauer (Stunden):* 26. Winter, 27. Frühjahr, 28. Sommer, 29. Herbst; F) *Nahrungsmittelbevorzugung im Lauf der Jahreszeiten:* 30. ja/nein; G) *Charakteristika der Nahrungsmittelbevorzugung im Lauf der Jahreszeiten:* 31. Brot, Kartoffeln, Nudelgerichte, 32. Zucker, Honig, Marmelade, Süßwaren, 33. Eiscreme, Puddings, Kuchen, 34. Fisch, Geflügel, Fleisch, 35. Salat, Gemüse, 36. Tee, Kaffee, 37. Alkohol; H) *"Sind die Veränderungen, die die Jahreszeiten mit sich bringen, ein Problem?"* 38. Ja/nein; I) *"Haben sie schon jemals von saisonal abhängigen Depressionsformen gehört?"* 39. ja/nein; J) *"Würden Sie Interesse haben, auch weiterhin an einer Studie dieser Art teilzunehmen?"* 40. ja/nein.

Die LRA ist eine statistische Methode (Fleiss et al., 1986), mit der die signifikante Zuordnung der eingegebenen Variablen für die eine oder andere Gruppe bestimmt werden kann, wenn eine dichotome Gruppendefinition vorgegeben wird. Mit dieser Methode kann man auch die Wahrscheinlichkeit voraussagen (in Prozent ausgedrückt), mit der ein bestimmtes Item die Zugehörigkeit zu der einen oder anderen Gruppe hat. Für die LRA wurden die folgenden dichotomen Gruppendefinitionen festgelegt:

1. Hoher ($\geq$10) im Vergleich zu niedriger ($\leq$1) Saisonalitätsscore.

2. Probanden mit einem Wintermuster der Befindlichkeitsverschlechterung im Vergleich zu Probanden mit einem Sommermuster.

3. Saisonale Veränderungen sind ein Problem oder nicht (Frage Nr. 10).

Neben der LRA, für die nur ein Teil des Datensatzes im Sinne eines Extremgruppenvergleichs eingegangen ist, wurde auch die multiple, schrittweise Regressionsanalyse (MSR) angewandt. Dadurch wurde das Verhältnis der eingegebenen Prädiktorvariablen für die gesamte Breite des Saisonalitätsskores (0 - 18) bestimmt und nicht nur für die Extremgruppen wie bei der LRA.

2.1.7.2 Clusteranalyse

Die Clusteranalyse ist ein multivariates mathematisches Verfahren, das verwendet wird, um in einem vorgegebenen Datensatz natürliche (endogene) Gruppierungen, die auf der mathematischen Definition der Gleichheitsmessung beruhen, aufzudecken (Bartko, 1980). Im Gegensatz dazu können Gruppierungen, wie z. B. die klinischen Diagnosekategorien oder die Einteilung, die für die weiter oben beschriebene LRA vorgenommen wurde, als durch die Untersucher aufgrund der Sachkenntnis, sozusagen "exogen" aufgesetzt, angesehen werden.

Bei der Clusteranalyse wird von der Annahme ausgegangen, daß man bei einer Gruppe von Probanden natürliche Untergruppierungen finden kann, wenn bei einigen von diesen Probanden eine Gleichheit besteht. Probanden innerhalb eines Clusters weisen demnach Charakteristika auf, die durch die Ähnlichkeit unter ihresgleichen gekennzeichnet sind. Weiterhin zeigen diese Probanden jedoch auch zur gleichen Zeit Charakteristika auf, durch die sie sich von denen anderer Cluster unterscheiden. Die Suche nach Probanden, die in einem von ihnen konstituierten Datensatz die gleichen Merkmale erfüllen, ist jedoch sehr mühsam und arbeitsintensiv, und dieser Sortierungsprozeß kann nur durch den Computer arbeitseffizient geleistet werden. Bevor die Clusteranalyse durchgeführt werden kann, müssen jedoch verschiedene Voraussetzungen berücksichtigt werden (Bartko, 1980), die für die Interpretation der Ergebnisse von Bedeutung sind. Die wichtigsten betreffen dabei die folgenden: die Auswahl und das Format der eingegebenen Daten, die Auswahl und Definition der Ähnlichkeitsmessungen, die Selektion des Clusteralgorhythmus und des Computerprogramms sowie die Entscheidung, welche Anzahl von Clustern erwünscht ist.

Datensatz. Der Datensatz des Telefon-SPAQ enthielt über 40 Items, die entweder binäre (z.B. Geschlecht) oder kontinuierliche Variablen (z.B. Alter) darstellen. Ein Teil dieser Variablen wurde in der Ausarbeitung der Clusteranalyse aufgrund einer statistischen Analyse sowie aufgrund von Reliabilitätsfragen oder fehlender Werte weggelassen. Durch diesen Selektionsprozeß sind 17 Variablen als für die Bearbeitung durch die Clusteranalyse bedeutsam ausgewählt geworden. Diese Variablen sind in Tabelle 15 aufgeführt und beinhalten sowohl objektive Daten wie Alter und Geschlecht, als auch Antworten auf einzelne Fragen oder eine thematische Zusammenstellung verschiedener Items (z.B. Wintermuster, Sommermuster).

Kodierung der Daten. Da die verwendeten Variablen (s. Tabelle 15) z. T. verschiedene Skalierungen aufwiesen und eine einheitliche Auswertung dadurch nicht möglich war, wurden die Daten insofern transformiert, daß sie alle in einen Bereich zwischen 0 und 1 fielen. Die binären Variablen fielen daher natürlich in die beiden Werte 0 oder 1 (z.B. Geschlecht), die kontinuierlichen Variablen jedoch wie z.B. Alter (in dem Datenmaterial zwischen 21 und 95 Jahren) oder der Saisonalitätsskore (in dem Datenmaterial zwischen 0 und 18) wurden numerisch transformiert. Dadurch fielen die Daten in eine Skala zwischen 0 und 1, wobei allen 18 Variablen das gleiche Gewicht gegeben wurde. Nach dem ersten Durchgang der Clusteranalyse wurde jedoch dazu übergegangen, dem Saisonalitätsskore in dem Clusteringprozeß ein größeres Gewicht einzuräumen, da dieser Wert eine zentrale Stellung in dem Verständnis des Datenmaterials darstellt. Der Prozeß dieser Gewichtung ist in 2.2.6 (Ergebnisse der Clusteranalyse) im Zusammenhang mit den dabei gewonnenen Ergebnissen näher beschrieben.

Die Auswahl der Gleichheitsmessungen. Die clusteranalytischen Techniken erlauben 2 Methoden der Gleichheitsmessungen: die Methode der Ähnlichkeitsmessung und die der Distanzmessung (Anderberg, 1973). In dieser Studie wurde die Distanzmessung verwendet, da für die Zusammensetzung der Cluster das Ausmaß der Schwere von Bedeutung war, d. h. das Ausmaß, in welchem die Probanden den saisonalen Diskomfort als Streß ansehen. Mit dieser als Distanzmessung bekannten Methode können Ebenen der Schwere gefunden werden. Es wurde das Computerprogramm-BMDP (Dixon, 1985) angewendet.

Anzahl der Cluster. In der Clusteranalyse kann die Anzahl der Cluster von dem Untersucher selbst gewählt werden und reicht theoretisch von 0 bis zur Anzahl der Probanden in einer Stichprobe. In der vorgelegten Untersuchung wurde die Anzahl der Cluster nach den folgenden Gesichtspunkten festgelegt, die auf der eigenen sowie der in der Literatur beschriebenen Vorkenntnis in diesem Bereich basieren: ob das saisonale Auftretensmuster im Winter oder Sommer ist, ob Probanden von diesem Muster betroffen sind oder nicht, bzw. nach dem Vorhandensein eines Geschlechtsunterschieds. Die Kombination dieser Möglichkeiten ergibt 8 Cluster, die dem Computerprogramm zur Berechnung angegeben wurden.

2.1.7.3 Weitere verwendete statistische Verfahren

Neben diesen multivariaten Verfahren wurde auch eine 2-Weg-Varianzanalyse (ANOVA) gerechnet, um statistisch signifikante Unterschiede der Schlafdauer (in Stunden) in den verschiedenen Jahreszeiten zu bestimmen. Weiterhin wurde der Spearmann-Rang-Summentest, der χ^2- sowie der T-Test verwendet, um auf statistisch signifikante Unterschiede zwischen einzelnen Gruppierungen zu prüfen. Alle statistischen Vergleiche waren zweiseitig.

2.2 Ergebnisse

2.2.1 Deskription der Stichprobe

Die demographischen Charakteristika der Stichprobe sind in Tabelle 9 aufgelistet und mit den Daten der Bevölkerung von Montgomery County verglichen (nach der Volkszählung von 1980 bzw. 1984). Für diese beiden Gruppen bestand für die dargestellten Variablen kein statistisch signifikanter Unterschied außer für das Item "Bildung". Es zeigte sich, daß die Frage *"some college or more"* von 79% der

Tabelle 9. Demographische Charakteristika der epidemiologischen Stichprobe und der Bevölkerung von Montgomery County

	Stichprobe		Bevölkerung von Montgomery County	
Gesamt (n)	416		604 000 (442 550[a])	
In Gegend wohnhaft, Jahre	22.8 ± 14.5		——	
Geschlecht, Anzahl (%)				
m.	210	50.4 %	206 527[a]	46.7 %
w.	206	49.6 %	236 023[a]	53.3 %
Alter, Jahre				
Mittelwert	46.4 ± 16.5		——	
Bereich	21 - 95		——	
21-24	28	7 %	42 543[b]	10 %
25-34	93	22 %	104 284	24 %
35-44	91	22 %	98 312	22 %
45-54	64	15 %	71 555	16 %
55-64	68	16 %	65 918	15 %
65-74	49	12 %	39 555	9 %
75+	23	6 %	20 383	5 %
Rasse, Anzahl (%)				
weiß	349	84 %	368 887[c]	87 %
schwarz	33	8 %	33 896[c]	8 %
andere	32	8 %	15 436[c]	5 %
Beschäftigungsstatus, Anzahl (%)				
beschäftigt	285	69 %	299 748[d]	67 %
unbeschäftigt	10	2 %	8 953[d]	2 %
Hausfrau	49	12 %	—	—
im Ruhestand	68	16 %	—	—
Bildung, Anzahl (%)				
weniger als High School	0	0 %	21 425[e]	6 %
high School	89	21 %	115 434[e]	32 %
college oder mehr	331	79 %	224 587[e]	62 %
Ehestand, Anzahl (%)				
verheiratet	272	65 %	265 015[f]	58 %
verwitwet	37	9 %	27 777[f]	6 %
getrennt / geschieden	36	9 %	37 580[f]	8 %
niemals verheiratet	71	17 %	128 217[f]	28 %

[a] Über 20 Jahre alt, 1984 Zensus.
[b] 20 - 24 Jahre alt, 1984 Zensus.
[c] Über 18 Jahre alt, 1984 Zensus.
[d] Über 16 Jahre alt, 1980 Zensus.
[e] Über 25 Jahre alt, 1980 Zensus.
[f] Über 15 Jahre alt, 1980 Zensus.

Tabelle 10. Disposition der gesamten Telefonnummern

	Telefonnummern	
	n	[%] Gesamt
Insgesamt geeignet	450	(35)
Ungeeignet wegen Alter	15	(1)
Ungeeignet wegen Wohnort	63	(5)
Ungeeignet wegen Geschlecht	48	(4)
Interview verweigert	115	(9)
Keine privaten Haushalte	423	(33)
Andere	42	(3)
Kein Kontakt nach 4 Anrufen	110	(9)
Keine Disposition bei Ende der Studie	9	(1)
Gesamt	1275	(100)
Responserate der geeigneten Haushalte	416*	(92)
Rate der ungeeigneten Haushalte	34	(8)

* Beinhalten 16 *Refusal-Conversion*-Interviews.

Stichprobe der Telefonbefragung und von 62% der Bevökerung von Montgomery County mit ja beantwortet wurde ($\chi^2 = 6{,}94$; df = 1; p < 0,01). In Tabelle 10 sind die Details der Disposition der in dieser Untersuchung verwendeten randomisiert gewählten Telefonnummern (n = 1275) aufgeführt. Von dem Gesamt dieser Telefonnummern wurden 450 Haushalte identifiziert, von denen jeweils 1 Proband die Einschlußkriterien erfüllte. Von diesen 450 Haushalten konnten 416 vollständig befragt werden. Dies entspricht einer Responserate von 92 %. 34 Probanden (8%) der Haushalte, die die Einschlußkriterien erfüllten, hatten das Interview verweigert und 16 Probanden, die ursprünglich nicht an der Untersuchung teilnehmen wollten, konnten befragt werden, nachdem einer der Supervisoren mit dem Haushalt erneut Kontakt aufgenommen hatte *("refusal conversion")*.

2.2.2 Saisonalitätsscore

Der Mittelwert (±SD) des Saisonalitätsscores (Definition s. 2.1.7) betrug in der Gesamtbevölkerung 5.43 ± 3.9. In Abb. 5 ist die Häufigkeitsverteilung des Saisonalitätsskores der Probanden der Bevölkerung von Montgomery County dargestellt. Nur 32 Probanden (7,6%) gaben an, daß sie keine Verhaltens- und Befindlichkeitsveränderungen im Zusammenhang mit den Jahreszeiten bemerkt haben. Für den Großteil der Probanden (n = 255; 61,2%) wurde ein Saisonalitätsscore zwischen 1 und 7 gefunden. Die Häufigkeitsverteilung zeigte einen Gipfel bei dem Wert von 8 (n = 44; 10,6% der gesamten Stichprobe), und 72 Probanden (17,3%) wiesen einen

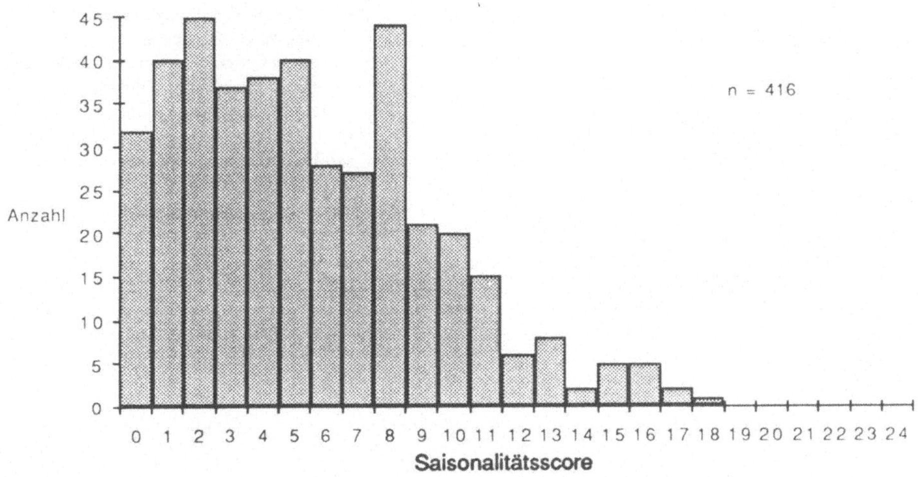

Abb. 5. Häufigkeitsverteilung des Saisonalitätsscores (Definition s. Text) in einer randomisierten Stichprobe der Allgemeinbevölkerung in Montgomery County/USA (n = 416). Der Vergleich der Häufigkeitsverteilung des Saisonalitätsscores zu der von Winter-SAD-Patienten und deren subsyndromalen Form ist in Abb. 12 dargestellt

Wert von 10 oder mehr auf, der bei einem Großteil der in den vergangenen Jahren am NIMH persönlich untersuchten SAD-Patienten gefunden werden kann (Kasper et al., 1989d). Dies weist darauf hin, daß ein Saisonalitätsscore von ≥ 10 eine hohe Sensitivität für die Identifizierung von SAD-Patienten bedeutet.

2.2.3 Saisonalität in Beziehung zu Alter und Geschlecht

In der Gesamtgruppe ergab sich zwischen dem Saisonalitätsskore und dem Alter eine negative Korrelation (r = -.25, p < 0.001). Die getrennte Analyse von Frauen und Männern ergab jedoch nur für die Gruppe der Frauen (r = -.36, p < 0.001) und nicht für die der Männer (r = -.19, n.s.) eine signifikante Korrelation. Insgesamt wiesen Frauen einen signifikant (unabhängiger T-Test; t = - 4.48; p < 0.001) höheren Saisonalitätsscore auf als Männer; dieser betrug bei Frauen 6.3 ± 4.3 und bei Männern 4.6 ± 3.4. In Abb. 6 ist der Saisonalitätsscore jeweils für Männer und Frauen getrennt für die Altersabstände von 10 Jahren dargestellt, und es zeigt sich eine statistisch signifikante Interaktion (ANOVA, Gruppe x Alter-Interaktion: F = 2.2; df=5.401; p ≤ 0.05) mit signifikant höheren Werten bei Frauen in den Altersgruppen zwischen 21 und 30 Jahren (unabhängiger T-Test; t = -4.36; p < 0.001) sowie zwischen 30 und 40 Jahren (unabhängiger t-Test; t = - 3.43; p < 0.001). Die Altersgruppe zwischen 41 und 50 Jahren zeigte eine Tendenz (unabhängiger t-Test; t = -1.65; p = 0.09) für das Vorhandensein von höheren Werten bei Frauen. Die Ergebnisse der Varianzanalyse geben also ebenso wie die Korrelationen einen Hinweis dafür, daß der Saisonalitätsscore bei Frauen mit dem Alter signifikant (F = 8.2; df = 5,401; p < 0.001) abnimmt,

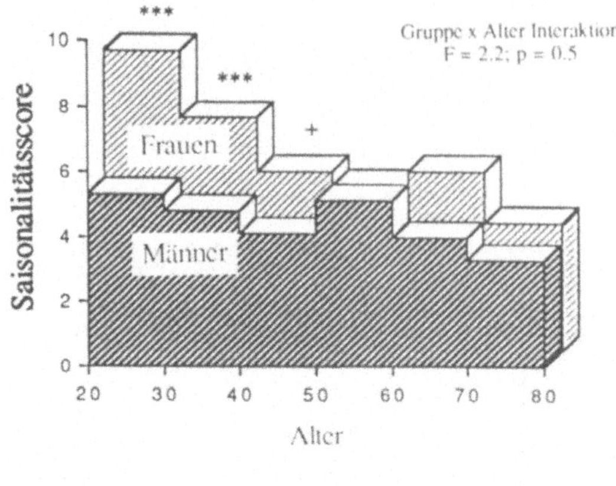

Abb. 6. Das Verhältnis des Saisonalitätsscores (Definition s. Text) zu Alter und Geschlecht in einer randomisierten Stichprobe der Allgemeinbevölkerung in Montgomery County/USA (n = 416). Die statistische Berechnung erfolgte mittels ANOVA und Post-hoc-T-Tests

während bei Männern mit dem Verlauf des Alters keine Veränderung festgestellt werden kann (F = 1.2; df = 4,401; p = 0.26).

2.2.4 Winter-Sommer-Muster der Befindlichkeitsveränderungen

In Abb. 7 ist das saisonale Verhaltensmuster des Items *"In welchem Monat fühlen Sie sich am schlechtesten"* (Frage Nr. 3H im Telefon-SPAQ) dargestellt, und die Ergebnisse sind dabei nach rechts doppelt aufgetragen (Double-plot-Darstellung), um eine bessere Darstellung saisonaler Rhythmen zu erreichen. 43,2% der Bevölkerung gaben an, daß sie sich im Januar und/oder Februar am schlechtesten fühlen, und ein im Vergleich dazu deutlich geringerer Anteil (9,6%) gab an, daß die Monate Juli und/oder August die schlechtesten für sie seien. Das Verhältnis der Probanden, die sich im Winter schlechter fühlen im Vergleich zu denen, die sich im Sommer schlechter fühlen, ist daher 4,5 : 1.

Aufgrund der vorliegenden Literatur, in der Beschreibungen über saisonal abhängige Depressionsformen sowohl im Winter als auch im Sommer vorliegen, wurde in dieser Untersuchung die Einteilung in die Gruppe mit einem Winter- oder Sommermuster der Befindlichkeitsverschlechterung nach folgenden Kriterien vorgenommen:

1. Probanden mit einem *Wintermuster* der Befindlichkeitsverschlechterung; dies sind Probanden die sich im Januar und/oder Februar am schlechtesten fühlen.

2. Probanden mit einem *Sommermuster* der Befindlichkeitsverschlechterung; dies sind Probanden, die sich im Juli und/oder August am schlechtesten fühlen.

3. Bei beiden Auftretensmustern konnte auch neben den beiden aufgeführten ein einzelner oder mehrere andere Monate als am schlechtesten angegeben werden.

Die Charakteristika der Probanden mit einem Winter- oder Sommermuster sind im Vergleich zur Gesamtgruppe in Tabelle 11 dargestellt. Dieser Vergleich ergab, daß signifikant ($\chi^2 = 4.0$; df = 1; p < 0.05) mehr Frauen in der Gruppe mit einem Sommer-Muster waren, und daß der Saisonalitätsscore bei Frauen mit einem Wintermuster

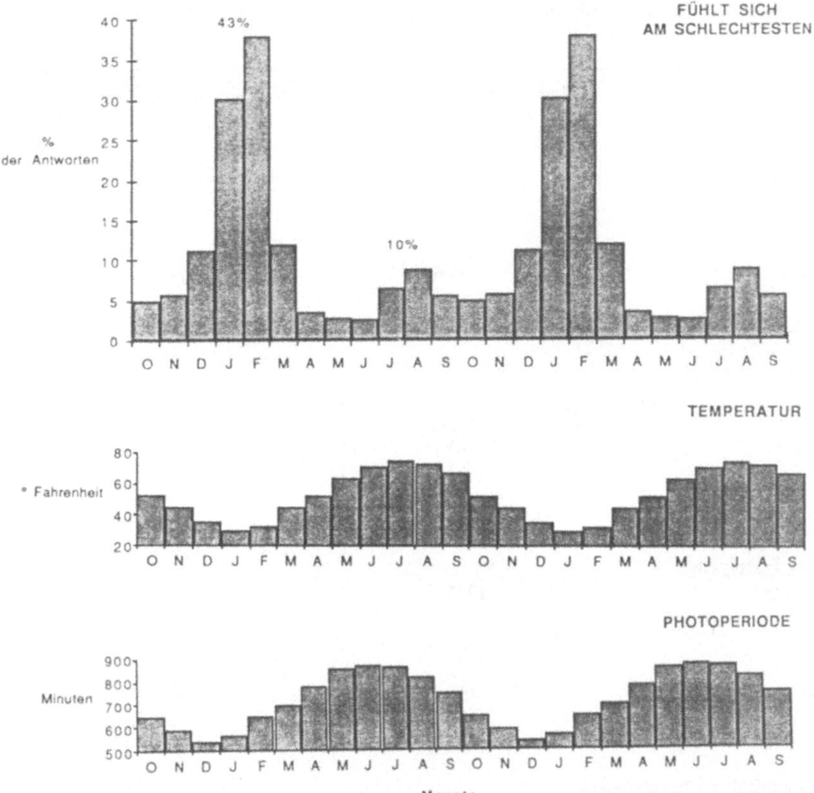

Abb. 7. Prozentualle Verteilung der Antwort auf die Frage "Wann fühlen Sie sich am schlechtesten?" (nach SPAQ, Seasonal Pattern Assessment Questionnaire, Rosenthal et al., 1987 b), erhoben in einer randomisierten Stichprobe der Allgemeinbevölkerung in Montgomery County/USA (n = 416). Diese Befindlichkeitsmessung ist mit Fluktuationen der Photoperiode in Rockville, Maryland (Smithsonian Radiation Biology Laboratory) sowie mit der täglichen Umgebungstemperatur von Dulles Airport, Virginia (National Climatic Center, Asheville, NC) verglichen. Die Daten eines Jahres wurden zur Verdeutlichung der zirkannualen Periodik nach rechts verdoppelt aufgetragen (Double-plot-Darstellung). Wie im Text näher aufgeführt, charakterisieren die beiden Maxima (43 bzw. 10%) die Individuen mit einem Winter- bzw. Sommermuster der Befindensverschlechterung

signifikant (χ^2= 8.3; df = 1; p < 0.01) höher war. Bei dem Sommermuster fand sich kein Angehöriger der negroiden Rasse (χ^2= 8.3; df = 1; p < 0.01). Ein höherer Prozentsatz der Probanden mit einem Wintermuster berichtete Stimmungsverände-rungen im Verlauf der Jahreszeiten (χ^2= 5.8; df = 1; p < 0.05). Diese Probanden gaben auch signifikant (χ^2= 20.7; df = 1; p < 0.001) häufiger an (Abb. 8), daß ihnen graue, wolkenverhangene Tage unbeliebt sind, und im Gegensatz dazu berichteten Probanden mit einem Sommermuster, daß ihnen heiße Tage (χ^2= 47.8; df = 1; p < 0.001) unbeliebt sind. Die letztere Gruppe fühlte sich darüber hinaus auch an langen Tagen am schlechtesten (χ^2= 5.7; df = 1; p < 0.05). Aus Abb. 8 kann man jedoch auch entnehmen, daß sich Probanden mit einem Wintermuster, ähnlich wie Probanden mit einem Sommermuster, auch an feuchten Tagen schlechter fühlen.

Tabelle 11. Saisonale Charakteristika der Untersuchungspopulation und der Untergruppen mit einem Winter- oder Sommermuster.

Variable	Gesamtgruppe (n = 416)		Wintermuster (n = 180)		Sommermuster (n = 40)	
	n	[%]	n	[%][a]	n	[%][b]
Geschlecht						
männlich	210	(50.4)	88	(49)	14	(35)[2]
weiblich	206	(49.6)	92	(51)	26	(65)
Alter, Jahre	46.4 ± 16.5		51.6 ± 72.5		47.1 ± 17.8	
Rasse						
weiß	349	(84)	150	(83)	35	(88)
schwarz	33	(8)	14	(8)	0	(0)[3]
andere	32	(8)	15	(8)	3	(8)
Wohnhaft in der Gegend, Jahre	22.8 ± 14.5		21.97 ± 13.5		23.0 ± 16.3	
Wechsel der Jahreszeiten ist ein Problem	112	(27)	60	(33)	12	(30)
mild	30	(7)	14	(8)	3	(8)
mäßig	47	(11)	28	(16)	6	(15)
deutlich	16	(4)	10	(6)	0	(0)
schwer	15	(4)	7	(4)	2	(5)
invalidisierend	2	(0)	1	(0)	1	(3)
Veränderung mit den Jahreszeiten in						
sozialer Aktivität	250	(60)	120	(67)	25	(63)
Stimmung	266	(64)	137	(76)	24	(60)[2]
Gewicht	202	(49)	92	(51)	18	(45)
Schlafdauer	175	(42)	83	(46)	14	(35)
Appetit	195	(47)	92	(51)	4	(60)
Energie	273	(66)	147	(82)	29	(73)
Gesamt	384	(92)	172	(96)	39	(98)
SAISONALITÄTSSCORE	5.43 ± 3.9		6.26 ± 3.9		5.7 ± 3.3	
Gewichtschwankungen im Verlauf des Jahres						
0 -1,4 kg	176	(42)	67	(37)	19	(48)
1,8 -3,2 kg	147	(35)	74	(41)	15	(38)
3,6 - 5,0 kg	66	(16)	33	(18)	4	(10)
5,4 - 6,8 kg	17	(4)	5	(3)	2	(5)
7,3 -9,1 kg	6	(1)	0	(0)	0	(0)
über 9,1 kg	3	(1)	1	(0)	0	(0)
Gewicht zum Zeitpunkt der Befragung, (lbs)	155.7 ± 31		153.3 ± 31		149.4 ± 26	

Tabelle 11. Fortsetzung

Variable	Gesamtgruppe (n = 416)		Wintermuster (n = 180)		Sommermuster (n = 40)	
	n	[%]	n	[%][a]	n	[%][b]
Die folgenden Wetterbedingungen gehen mit einer Verschlechterung der Stimmung einher						
kurze Tage	196	(47)	104	(58)	10	(25)
nebelige Tage	230	(55)	113	(63)	20	(50)[1]
graue, wolkenverhangene Tage	243	(58)	130	(72)	16	(40)[4]
kalte Tage	178	(43)	106	(59)	6	(15)[4]
feuchte Tage	319	(77)	145	(81)	37	(93)
heiße Tage	199	(48)	79	(44)	36	(90)[4]
hoher Pollengehalt	211	(51)	94	(52)	24	(60)
trockene Tage	16	(4)	5	(3)	2	(5)
sonnige Tage	4	(1)	1	(1)	2	(5)[1]
lange Tage	7	(2)	1	(1)	3	(8)[2]
Schlafdauer in Stunden[c]						
Winter	7.41 ± 1.26		7.61 ± 1.32		7.20 ± 1.13	
Frühjahr	7.13 ± 1.21		7.20 ± 1.26		6.97 ± 1.16	
Sommer	7.05 ± 1.27		7.06 ± 1.24		6.97 ± 1.14	
Herbst	7.22 ± 1.19		7.37 ± 1.24		6.95 ± 1.06	
Nahrungsmittelbevorzugung zu bestimmten Jahreszeiten	284	(68)	130	(72)	24	(60)[1]
Brot, Kartoffeln, Nudelgerichte	156	(38)	72	(40)	14	(35)
Zucker, Honig, Marmelade	88	(21)	47	(26)	3	(8)[3]
Eiscreme, Torten, Cremen	128	(31)	55	(31)	9	(23)
Fisch, Geflügel, Fleisch	74	(18)	38	(21)	7	(18)
Salat, Gemüse	201	(48)	89	(49)	17	(43)
Tee, Kaffee	75	(18)	40	(22)	6	(15)
Alkohol	63	(15)	35	(19)	5	(13)
Haben sie schon einmal von SAD gehört?						
ja	170	(41)	83	(46)	14	(35)
An einer weiteren Teilnahme an einer Studie dieser Art interessiert						
ja	181	(44)	80	(44)	17	(43)

[a] Prozentwerte beziehen sich auf die Anzahl der Probanden, die mit einem Wintermuster klassifiziert wurden (n = 180).
[b] Prozentwerte beziehen sich auf die Anzahl der Probanden, die mit einem Sommermuster klassifiziert wurden (n = 40).
[c] Gruppe x Zeit Interaktion: F = 2.4; p = 0.06
[1,2,3,4] Statistische Vergleiche (χ^2) beziehen sich auf die von Probanden mit einem Winter- bzw Sommermuster.
[1] $p < 0.10$, [2] $p < 0.05$, [3] $p < 0.01$, [4] $p < 0.001$.
SAD, Saisonal abhängige Depressionsformen; *kg*, Kilogramm Körpergewicht.

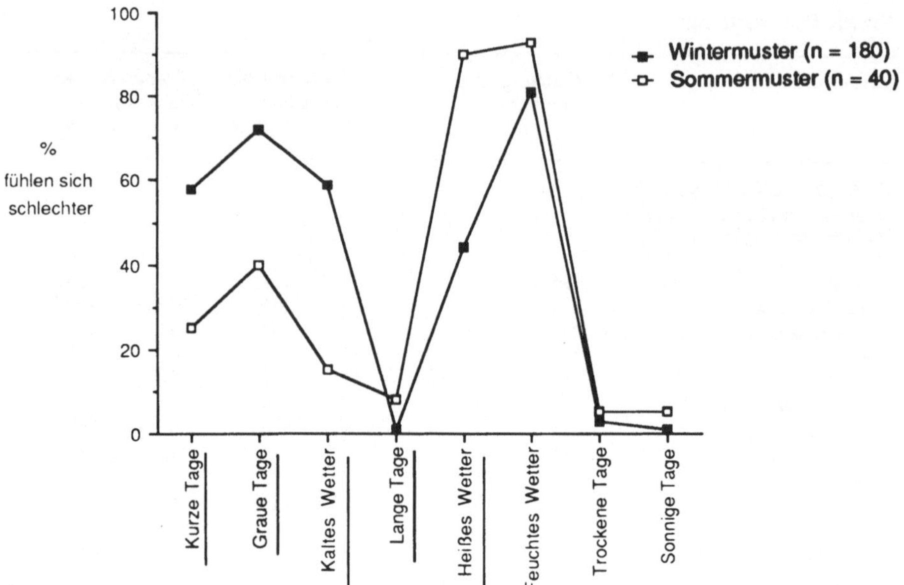

Abb. 8. Befindlichkeit bei unterschiedlichen Wetterbedingungen bei Individuen mit einer Befindlichkeitsverschlechterung im Winter bzw. Sommer. Daten einer randomisierten Stichprobe der Allgemeinbevölkerung von Montgomery County/USA (n = 416).*Wintermuster:* Individuen fühlen sich schlechter im Dezember und/oder Januar und/oder Februar. *Sommermuster:* Individuen fühlen sich schlechter im Juni und/oder Juli und/oder August

Der Vergleich der Schlafdauer zwischen den beiden Gruppen ließ die Tendenz erkennen (siehe Tabelle 11), daß Probanden mit einem Wintermuster eine insgesamt längere Schlafdauer während des gesamten Jahres angaben, die jedoch im Herbst und Winter am deutlichsten ausgeprägt war (ANOVA, Gruppe x Zeit Interaktion: F = 2.4; df = 3,648; p = 0.06). Ein signifikant (χ^2 = 11.4; df = 1; p < 0.001) höherer Prozentsatz der Probanden mit einem Wintermuster berichtete einen Wechsel der Nahrungsmittelgewohnheiten im Verlauf der Jahreszeiten und gab an, im Winter Kohlenhydrate zu bevorzugen. Dieser Unterschied war bei den beiden Prägnanztypen besonders während der Zeit, in der sie sich am schlechtesten fühlten, am deutlichsten: 28% der Probanden mit einem Wintermuster und nur 1% der Probanden mit einem Sommermuster bevorzugte eine vermehrte Kohlenhydrataufnahme während der Zeit, in der sie sich am schlechtesten fühlten (χ^2 = 29.4; df = 1; p < 0.001).

In einem weiteren Schritt der Auswertung wurden bei den 2 Gruppen (Winter oder Sommermuster) die vegetativen Symptome, wie Veränderung der Eßgewohnheiten, Gewicht und Schlaf in der Zeit verglichen, in der sie sich am schlechtesten fühlten (Abb. 9, Tabelle 12). In Tabelle 12 sind die statistisch signifikanten Unterschiede zusammengefaßt. Es zeigt sich dabei deutlich, daß Probanden mit einem Wintermuster verglichen mit Probanden mit einem Sommermuster in der Zeit in der sie sich am schlechtesten fühlen, angeben, mehr zu essen (χ^2 = 19; df = 1; p < 0.001), an Gewicht zuzunehmen (χ^2 = 14.6; df = 1; p < 0.001) und mehr zu schlafen (χ^2 = 27;

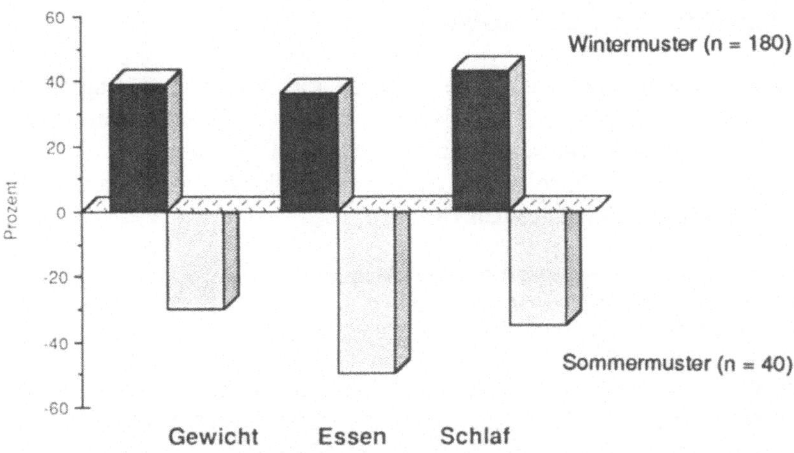

Abb. 9. Vegetative Charakteristika der Individuen mit einer Befindlichkeitsverschlechterung im Winter bzw. Sommer. Daten einer randomisierten Stichprobe der Allgemeinbevölkerung von Montgomery County/USA (n = 416). *Wintermuster*: Individuen fühlen sich schlechter im Dezember und/oder Januar und/oder Februar. *Sommermuster*: Individuen fühlen sich schlechter im Juni und/oder Juli und/oder August

Tabelle 12. Vergleich der vegetativen Charakteristika der Probanden mit einem Winter- oder Sommermuster in der Zeit, wenn sie sich am schlechtesten fühlen

| | Wintermuster (n = 180) | | Sommermuster (n = 40) | | |
	n	[%]	n	[%]	p^a
Fühlen sich am schlechtesten	180	(100)	40	(100)	—
Essen am meisten	65	(36)	4	(10)	p < 0.0001
Nehmen an Gewicht zu	71	(39)	6	(15)	p < 0.0001
Schlafen am meisten	78	(43)	4	(10)	p < 0.0001
Essen am wenigsten	16	(9)	20	(50)	p < 0.0001
Nehmen an Gewicht ab	5	(3)	12	(30)	p < 0.0001
Schlafen am wenigsten	8	(4)	14	(35)	p < 0.0001

^{a} χ^2 test

df = 1; p < 0.001). Probanden mit einem Sommermuster, verglichen mit Probanden mit einem Wintermuster dagegen geben an, weniger zu essen (χ^2= 40.4; df = 1; p < 0.001), an Gewicht abzunehmen (χ^2= 26.4; df = 1; p < 0.001) und weniger zu schlafen (χ^2= 30.6; df = 1; p < 0.001), wenn sie sich am schlechtesten fühlen.

2.2.5 Ergebnisse der Regressionsanalysen

Die logistische Regressionsanalyse (LRA) wurde an 136 Probanden durchgeführt, von denen 72 einen niedrigen (≤1) und 64 einen hohen (≥10) Saisonalitätsscore aufwiesen. Bei dieser schrittweisen Analyse, die mit 40 Variablen (s. 2.1.7.1) gerechnet wurde, haben sich die folgenden Items als signifikante Determinanten des Saisonalitätsscores ausgewiesen (s. auch Tabelle 13):

1. Die Veränderungen mit den Jahreszeiten stellen ein Problem dar.
2. Sich an kurzen Tagen schlechter zu fühlen.
3 Weibliches Geschlecht.

Mit anderen Worten ausgedrückt: Die mit den Jahreszeiten einhergehenden Veränderungen als ein Problem zu erleben, sich an kurzen Tagen schlechter zu fühlen und eine Frau zu sein, stehen in einem signifikanten (p < 0.01) Zusammenhang mit einem hohen Saisonalitätsscore. Diese 3 Variablen zusammengenommen ergaben für 111 der 136 Probanden eine korrekte Klassifizierung in bezug auf die Einordnung in einen hohen oder niedrigen Saisonalitätsscore. Eine getrennte LRA für Frauen zeigte, daß die Charakteristika, bereits über das Krankheitsbild der SAD gehört zu haben und sich an kurzen Tagen schlechter zu fühlen, mit einem hohen Saisonalitätsscore verbunden waren. Die positive Ausprägung dieser Items ergab in 84% eine korrekte Klassifikation. Die Analyse für Männer alleine zeigte, daß Männer einen höheren Saisonalitätsscore dann aufweisen, wenn sie über Gewichtsfluktuationen von1,8 kg oder mehr (pro Jahr) berichteten; dieses Item ergab in 74% der Fälle eine korrekte Klassifikation. Die LRA für Probanden mit einem Winter- (n = 178) oder Sommermuster (n = 40) ergab, daß das Item *"sich an kalten Tagen schlechter zu fühlen"* die einzig signifikant diskriminierende Variable war (85% korrekte Klassifikation). Die LRA für Probanden, die angaben, ein Problem (n = 109) oder kein Problem (n = 304) mit dem Wechsel der Jahreszeiten zu haben, konnte nicht sinnvoll verwertet werden, da ein Großteil der Probanden in die Gruppe ohne Probleme (403 von 413) zugeordnet wurde.

Da die deskriptiven Daten und die Ergebnisse der LRA einen Geschlechtsunterschied in dem Grad der Saisonalität erkennen ließen, wurde die multiple schrittweise Regressionsanalyse an Daten für Frauen (n = 206) und Männer (n = 210) getrennt berechnet, wobei der Saisonalitätsscore als abhängige Variable in die Untersuchung einging. Die Ergebnisse dieser Analyse zeigten (s. auch Tabelle 14), daß Frauen mit einem höheren Saisonalitätsscore das folgende Profil aufwiesen: Sie waren jünger, wollten an weiteren Studien dieser Art teilnehmen, fühlten sich an Tagen mit einer kurzen Photoperiode schlechter und hatten bereits über das Krankheitsbild der SAD gehört. Das Profil für Männer war: Sie zeigten Gewichtsfluktuationen von 1,8 kg oder mehr im Laufe des Jahres, fühlten sich an Tagen mit einer kurzen Photoperiode schlechter und berichteten über einen Wechsel der Nahrungsmittelgewohnheiten im Laufe des Jahres.

Tabelle 13. Ergebnisse der logistischen Regressionsanalyse (LRA)

1) Niedriger (≤ 1; n = 72) vs. hoher (≥ 10; n = 64) Saisonalitätsscore

Schritt	Variable	χ^2 (df)	% Klassifikation	Aktuelle Anzahl	Korrekte Klassifizierung niedriger	hoher
1	Problem	36.2 (1)	74[a]	niedriger	64	8
2	Kurze Tage	22.1 (1)	78[a]	hoher	17	47
3	Geschlecht	12.8 (1)	82[a]			

2) Frauen, niedriger (≤ 1; n = 26) vs. hoher (≥ 10; n = 47) Saisonalitätsscore

Schritt	Variable	χ^2 (df)	% Klassifikation	Aktuelle Anzahl	Korrekte Klassifizierung niedriger	hoher
1	Von SAD gehört	26.1 (1)	75[a]	niedriger	20	6
2	Kurze Tage	6.0 (1)	84[a]	hoher	6	41

3) Männer, niedriger (≤ 1; n = 45) vs. hoher (≥ 10; n = 17) Saisonalitätsscore

Schritt	Variable	χ^2 (df)	% Klassifikation	Aktuelle Anzahl	Korrekte Klassifizierung niedriger	hoher
1	Gewichts-schwankungen	17.6 (1)	74[a]	niedriger	31	14
				hoher	2	15

4) Wintermuster (n = 178) vs. Sommermuster (n = 40)

Schritt	Variable	χ^2 (df)	% Klassifikation	Aktuelle Anzahl	Korrekte Klassifizierung Wintermuster	Sommermuster
1	Kalte Tage	50.7 (2)	84[a]	Wintermuster	178	0
				Sommermuster	40	0

[a] p < 0.01.

Tabelle 14. Ergebnisse der multiplen, schrittweisen Regressionsanalyse

	Schritt	Variable	F	R^2	p
Frauen (n = 206)					
	1	Alter	30.6	13 %	$p < 0.01$
	2	Teilnahme	20.4	21 %	$p < 0.01$
	3	Kurze Tage	13.4	26 %	$p < 0.01$
	4	Haben von SAD gehört	4.8	28 %	$p < 0.01$
Männer (n = 210)					
	1	Gewichtsschwankungen	31.0	13 %	$p < 0.01$
	2	Kurze Tage	20.5	21 %	$p < 0.01$
	3	Nahrungsmittelbevorzugung	10.2	24 %	$p < 0.01$

2.2.6 Ergebnisse der Clusteranalyse

Beim ersten Durchgang der Clusteranalyse, der eine Skalierung von 0 - 1 zugrunde-
lag, wurden 8 Cluster von nahezu gleich großer Stichprobengröße erfaßt. Dies konnte
auch erwartet werden, da die eingegebenen Variablen gleich gewichtet waren. Diese
zuletzt genannte Veränderung der Skalierung des Saisonalitätsscores von 0 - 1 auf
eine solche von 0 - 6 räumte dem Saisonalitätsscore in der Clusterzusammensetzung
ein größeres Gewicht ein, wie unter 2.1.7.2 beschrieben wurde. Die Veränderung der
Skalierung war ein Kompromiß, der nach mehreren Versuchen eingegangen wurde.
Um diese Skalierung zu erreichen, wurden alle Möglichkeiten von einerseits 0 - 1
und andererseits von 0 - 18 (dem höchsten Wert des Saisonalitätsscores in dieser
Untersuchung) durchgerechnet. Je näher die Skalierung der Möglichkeit 0 - 1 gewählt
wurde, desto gleichförmiger war die Anzahl der Cluster, und umgekehrt je weiter der
Bereich war, desto mehr wurde das Cluster eine einfache Funktion des Saisonalitäts-
scores. Bei diesem letztgenannten weiten Bereich überwältigte das Gewicht des
Saisonalitätsscores die anderen Variablen. Die Skalierung des Saisonalitätsscores
zwischen 0 und 6 war der am ehesten zu vertretende Kompromiß zwischen den beiden
dargestellten Extremen. Die aus diesem beschriebenen Prozeß resultierenden 8
Cluster zeigen einige interessante und klinisch relevante Ergebnisse auf, die im
folgenden näher beschrieben werden und in Abb. 10 und 11 graphisch sowie in
Tabelle 15 numerisch dargestellt sind. Zur externen Validierung dieser durch die
Clusteranalyse gefundenen Gruppierungen wurden auch die Daten der persönlich
untersuchten Probanden herangezogen. Deren Verteilung in die jeweiligen Cluster
wird am Ende der Darstellung der jeweiligen Cluster beschrieben.

Cluster 1. Dieses Cluster bestand aus 18 Probanden (4.3% der Untersuchungspopulation) und der Saisonalitätsscore reichte von 13 - 18 (dem höchsten in der vorliegenden Untersuchung). Die Probanden dieses Clusters waren vorwiegend Frauen (89%)
mit einem Durchschnittsalter von 38,6 Jahren und sie gaben an, ein mildes bis
mäßiges Problem mit den jahreszeitlich abhängigen Veränderungen zu haben. Die

Tabelle 15. Rohwerte der Clusteranalyse (graphische Darstellung in den Figuren 10 und 11)

Variable	Nr. 1 Winter-SAD n = 18	Nr.2 Winter S-SAD n = 55	Nr.3 Winter n = 78	Nr.4 Sommer n = 63	Nr.5 Frauen n = 53	Nr.6 Männer n = 55	Nr.7 Flaches n = 48	Nr.8 Sehr flaches n = 46	Alle Cluster Mittelwerte n = 416
Frauen	89%	73%	41%	52%	100%	0%	31%	37%	50%
Alter, Jahre	38.6	42.2	44.3	42.2	54.8	45.2	48.7	53.2	46.4
Wintermuster	61%	55%	73%	17%	45%	53%	19%	20%	43%
Kalte Tage	39%	75%	78%	16%	49%	35%	21%	20%	43%
Kurze Tage	83%	75%	71%	25%	36%	49%	21%	28%	47%
Graue Tage	72%	73%	85%	24%	96%	98%	4%	4%	58%
Sommermuster	6%	5%	0%	33%	9%	4%	6%	11%	10%
Heiße Tage	44%	38%	37%	68%	57%	44%	46%	48%	48%
Feuchte Tage	94%	75%	82%	76%	85%	89%	77%	39%	77%
Pollen [a]	83%	42%	68%	44%	51%	47%	52%	30%	51%
Gewichtsvar.[b]	78%	81%	71%	71%	53%	36%	31%	39%	58%
Nahrungsmittel [c]	100%	75%	78%	81%	72%	51%	98%	0%	68%
Schlaf [d]	1.7	1.3	0.6	0.8	0.3	0.3	0.3	0.2	0.6
Stimmung [d]	2.7	2.3	1.7	1.3	0.5	0.5	0.5	0.3	1.2
Energie [d]	3.1	2.2	1.4	1.7	0.7	0.5	0.2	0.4	1.2
Problem [e]	1.7	1.0	0.8	0.5	0.4	0.3	0.2	0.2	0.6
Saisonalitätsscore [f]	15.2	10.5	6.9	6.8	2.5	2.5	2.1	1.5	5.4

[a] Hoher Pollengehalt; [b] Gewichtsvariationen über 1,4 kg im Laufe des Jahres; [c] Nahrungsmittelbevorzugung; [d] diese Items können von 0 - 4 gewichtet werden. (*0*, keine Veränderung, *1*, leichte Veränderung, *2*, mäßige Veränderung, *3*, deutliche Veränderung, *4*, extrem deutliche Veränderung); [e] Problem mit den Charakteristika, die die verschiedenen Jahreszeiten mit sich bringen (Gewichtung von 0 - 5, *0*, kein Problem, *1*, mildes Problem, *2*, mäßiges Problem, *3*, deutliches Problem, *4*, schweres Problem, *5*, invalidisierendes Problem); [f] Saisonalitätsscore reicht beim SPAQ (Rosenthal et al., 1987b) von 0 - 24 und in der epidemiologischen Untersuchung reichte er von 0 - 18.

höchsten Werte in diesem Cluster konnten in den Bereichen erreicht werden, die für SAD-Patienten als charakteristisch angesehen werden können, wie z. B. sich an kurzen (83%) und grauen Tagen (72%) schlechter zu fühlen, im Ablauf des Jahres Gewichtsfluktuationen (78%), Schwankungen der Stimmung (67%) und Energie (76%) zu bemerken; 61% dieser Probanden wiesen auch ein Wintermuster der Befindensverschlechterung auf. Außer diesen Bereichen zeigten in diesem Cluster aber auch die Items feuchtes Wetter (94%) und hoher Pollengehalt (83%) eine hohe Ausprägung, was zuvor niemals als spezifisches Problem der Patienten mit einer SAD-Problematik beschrieben wurde. In diesem Cluster fanden sich 3 Probanden (weiblich) aus der Gruppe der 40 Probanden, die persönlich nachuntersucht wurden (s. 2.1.6); 2 dieser Frauen wurden als Patientinnen mit einer Winter-SAD und 1 als subsyndromale Winter-SAD klassifiziert. Der hohe Saisonalitätsscore in diesem Cluster und die Klassifizierung der persönlichen Nachuntersuchung weisen darauf hin, daß dieses Cluster als charakteristisch für Patienten mit einer Winter-SAD angesehen werden kann.

Cluster 2. Der Mittelwert des Saisonalitätsscores in diesem Cluster (n = 55) betrug 10.5 und entspricht damit einem Wert, wie man ihn bei subsyndromalen Winter-SAD-Probanden finden kann (Kasper et al., 1989a). Die Probanden in diesem Cluster gaben durchschnittlich an, daß sie ein mildes Problem mit den jahreszeitlich abhängigen Veränderungen haben. Wie in Cluster 1 kann auch hier eine höhere Ausprägung bei den Items gefunden werden, die charakteristisch für Probanden mit Winterschwierigkeiten sind, wie z. B. sich an kurzen (75%) oder grauen Tagen (73%) schlechter zu fühlen. Die Items Stimmung, Schlafdauer und insbesondere Energie liegen in diesem Cluster jedoch deutlich niedriger als in Cluster 1. Vergleichsweise deutlich niedriger ist auch das Item, sich an "Tagen mit einem hohen Pollengehalt schlechter zu fühlen" mit 42%, verglichen mit 83% in Cluster 1. Aus diesem Cluster wurden 6 Probanden (4 Frauen und 2 Männer) persönlich nachuntersucht und alle erfüllten die Kriterien entweder für eine Winter-SAD oder deren subsyndromalen Form (1 SAD, 5 S-SAD). Die Daten lassen darauf schließen, daß in diesem Cluster vorwiegend Probanden mit einem Befindlichkeitsmuster gruppiert sind, das dem der subsyndromalen Winter-SAD entspricht.

Cluster 3. In diesem Cluster (n = 78) kam der dritthöchste Saisonalitätsscore mit einem Mittelwert von 6.9 zur Darstellung. Das Symptommuster zeigte auch, wie in den Clustern 1 und 2, eine deutliche Akzentuierung der Wintercharakteristika mit hohen Werten in den Items sich an grauen (85%), kurzen (71%) und kalten Tagen (78%) schlechter zu fühlen. In diesem Cluster fand sich auch der zweithöchste Wert des "Pollen"-Items (68%). Insgesamt gaben die Probanden dieses Clusters jedoch durchschnittlich an, daß sie relativ gut mit den Veränderungen, die die verschiedenen Jahreszeiten mit sich bringen, fertig werden. Die Probanden dieses Clusters gaben auch an, daß diese Veränderungen entweder kein oder ein nur mildes Problem darstellten. Aufgrund dieser Itemkonstellation kann man daher wie bei Cluster 2 davon ausgehen, daß in diesem Cluster ein deutlicher Anteil von Probanden mit einem S-SAD-Profil gefunden werden können. Diese Annahme wird auch durch die persönliche Nachuntersuchung bestätigt. Insgesamt fielen 15 Probanden (6 Frauen, 9 Männer) dieser Nachuntersuchung in dieses Cluster, und davon erfüllte ein Mann die Kriterien einer Winter-SAD und 7 Probanden (3 Frauen, 4 Männer) die Kriterien für eine subsyndromale Winter-SAD.

Cluster 4. In diesem Cluster (n = 63) konnten Werte gefunden werden, die für ein Symptomprofil mit Schwierigkeiten im Sommer charakteristisch sind. 33% der Probanden dieses Clusters gaben an, daß sie sich entweder im Juli und/oder August am schlechtesten fühlten; in diesem Cluster konnte auch der höchste Wert für das Item *"Heißes Wetter verschlechtert das Befinden"* (68%) gefunden werden. Der Score für das Item "Feuchtes Wetter" unterschied dieses Cluster nicht deutlich von dem der Wintercluster, und es ist bemerkenswert, daß das Item *"Energieveränderungen"* den dritthöchsten Wert unter allen Clustern innehatte, mit einem Wert zwischen gering und mäßig. Insgesamt jedoch bemerkten Probanden von diesem Cluster, daß sie kein Problem mit den charakteristischen Veränderungen, die die verschiedenen Jahreszeiten mit sich bringen, haben. Da der Saisonalitätsscore in diesem Cluster die gleiche Ausprägung wie in Cluster 3 hat, kann man spekulieren, daß in diesem Cluster einige Probanden mit einer Sommer-SAD oder der bis jetzt noch nicht beschriebenen Gruppe der subsyndromalen Sommer-SAD enthalten sind. Da Probanden mit Sommerschwierigkeiten in der persönlichen Nachuntersuchung ausgeschlossen wurden, kann für dieses Cluster keine externe Validierung anhand von Fallbeispielen erfolgen.

Cluster 5 und 6. Beide Cluster waren dadurch gekennzeichnet, daß entweder ausschließlich nur Frauen oder nur Männer das Symptomprofil charakterisierten. In beiden Clustern wurde ein sehr niedriger Saisonalitätsscore gefunden, und nahezu alle Probanden gaben an, daß sie kein Problem mit den Veränderungen, die die verschiedenen Jahreszeiten mit sich bringen, haben. Trotzdem fand man in diesem Cluster eine z. T. deutliche Ausprägung von verschiedenen Items, die entweder als Charakteristika des Winters oder des Sommers angesehen werden können. Keiner der 8 Probanden (3 Frauen und 5 Männer), die persönlich nachuntersucht wurden und die in dieses Cluster fielen, konnten als SAD oder deren subsyndromale Form klassifiziert werden; 1 Mann von Cluster 6 wurde als bipolare Störung diagnostiziert.

Cluster 7 und 8. In beiden Clustern konnte eine sehr geringe Itemausprägung gefunden werden, wobei Cluster 8 noch flacher war als Cluster 7. Die einzigen beiden Items, die diese beiden Cluster unterschieden, waren die folgenden: *"Sich bei feuchtem Wetter schlechter zu fühlen"* mit einem Wert von 77% in Cluster 7 und 39% in Cluster 8 und das Item *"Nahrungsmittelbevorzugung zu einer bestimmten Jahreszeit"*, mit einem Wert von 98% in Cluster 7 und 0% in Cluster 8. Da der Mittelwert des Items *"Sich bei feuchtem Wetter schlechter zu fühlen"* in der Gesamtgruppe 77% ausmachte, fiel dieser Wert bei Cluster 7 (77%) nicht aus dem Rahmen. Im Gegensatz dazu konnte bei Cluster 8 in diesem Bereich eine relativ niedrige Itemausprägung von 39% vorgefunden werden. Obwohl diese beiden Cluster die Gruppe von Probanden darstellen, die von den Veränderungen der physikalischen Umwelt am wenigsten betroffen sind, findet sich doch auch hier ein gewisser Grad der Veränderungen. Dies

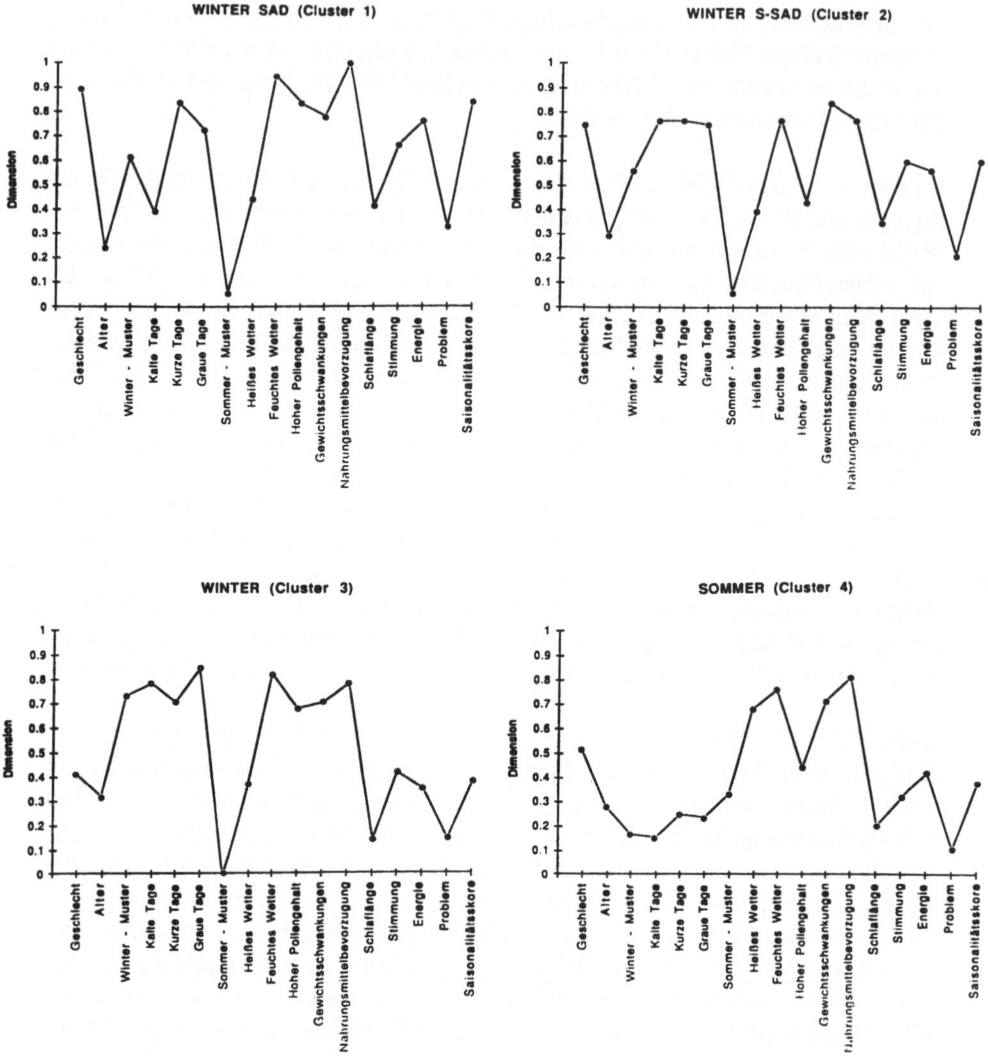

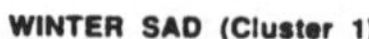

Abb. 10. Zusammenfassung der Cluster, die als typisch für Winter-SAD (Cluster Nr. 1, n = 18) und deren subsyndromale Form (S-SAD, Cluster Nr. 2, n = 55) angesehen werden können. Cluster Nr. 3 (n = 78) und Nr. 4 (n = 63) beinhalten Individuen mit charakteristischen Winter- bzw. Sommerschwierigkeiten, jedoch mit einer nur mäßigen Symptomausprägung. Daten einer randomisierten Stichprobe der Allgemeinbevölkerung von Montgomery County/USA (n = 416)

weist darauf hin, daß die Saisonalität als Dimension angesehen werden kann. Von diesen beiden Clustern wurden 7 Probanden (2 Frauen, 5 Männer) persönlich nachuntersucht. Keiner von diesen erfüllte die Kriterien der SAD oder deren subsyndromalen Form, und bei keinem konnte eine psychiatrische oder medizinische Diagnose gestellt werden.

52

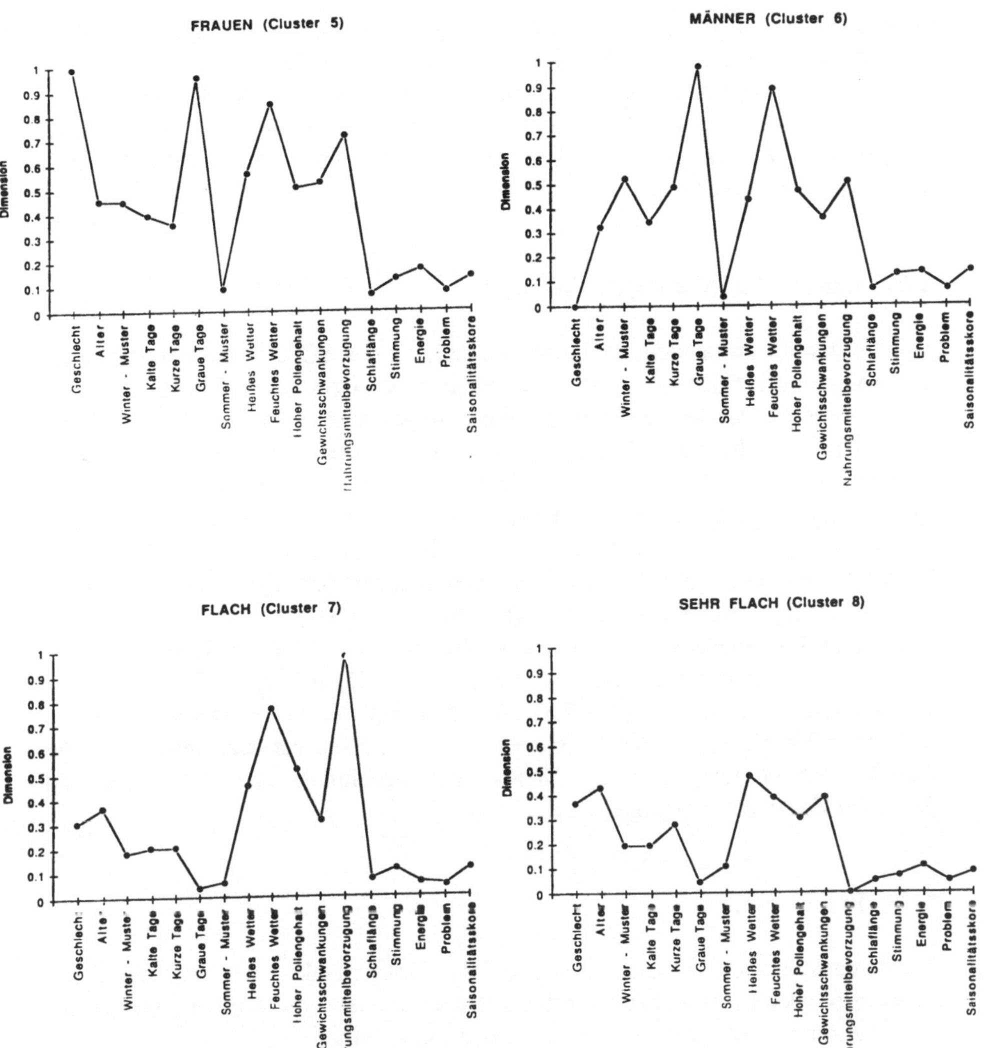

Abb. 11. Zusammenfassung von Clustern mit unterschiedlichen Charakteristika, die keinem deutlichen saisonalen Muster der Befindlichkeitsveränderungen zugeschrieben werden können. In Cluster Nr. 5 (n = 53) befinden sich nur Frauen und in Cluster Nr. 6 (n = 55) nur Männer, während Cluster Nr. 7 (n = 48) und Cluster Nr. 8 (n = 46) in bezug auf saisonale Befindlichkeits- und Verhaltensauffälligkeiten als flache Cluster angesehen werden können. Daten einer randomisierten Stichprobe der Allgemeinbevölkerung von Montgomery County/USA (n = 416)

Wie zuvor dargestellt, können die Cluster 1, 2 und 3 als *"Wintercluster"* angesehen werden, die allerdings durch einen unterschiedlichen Schweregrad gekennzeichnet sind. Während Cluster 1 als charakteristisch für Winter-SAD-Patienten gelten kann, ist das Cluster 2 und teilweise auch 3 eher für die subsyndromale Form der Winter-SAD typisch. Vergleichsweise zu dem Winter-SAD-Cluster findet sich kein eindeutiges Sommer-SAD-Cluster, aber wahrscheinlich kommt Cluster 4 dieser Gruppe am nächsten, wobei der Schweregrad des Saisonalitätsscores mit dem des Clusters 3 vergleichbar ist. Da die Prävalenz der Sommer-SAD deutlich geringer ist als die der Winterform (s. 2.2.8), erklärt sich auch, daß in dem Cluster 4 eine geringe Anzahl von Probanden mit einer Sommer-SAD und deren subsyndromalen Form identifiziert werden konnte.

2.2.7 Externe Validierung der Stichprobe

Von den 40 Probanden, die persönlich anhand des SCID nachuntersucht wurden, konnte nach DSM-III-R (American Psychiatric Association, 1987) in 4 Fällen (2 Frauen und 2 Männer) die Diagnose einer "major depression" und bei einem Fall (Mann) die einer bipolaren Störung gestellt werden. Der Mittelwert des Saisonalitätsscores (± SD) betrug für die 4 Patienten mit einer "major depression" 12.3 ± 4.6, und der Saisonalitätsscore des Patienten mit einer bipolarer Störung war 2. Der Rest der Gruppe (n = 35) wies einen Saisonalitätsscore (± SD) von 5.5 ± 3.7 auf. Die gemessene Depressivität im Winter [Summenwert der Hamilton-Depressionsskala (HDRS)] korrelierte signifikant (r = .61; p < 0.001) mit dem Saisonalitätsscore, und Probanden mit einem Saisonalitätsscore ≥ 10 (n = 7) hatten einen signifikant (ungepaarter T-Test; t = -3.66; p < 0.001) höheren HDRS-Summenwert (Mittelwert ± SD = 13.4 ± 7.8) als Probanden mit einem Saisonalitätsscore < 10 (n = 33; Mittelwert ± SD = 6.0 ± 4.1). Es ist dabei von Bedeutung, daß die Depressionsbeurteilung durch den HDRS blind hinsichtlich der Vorgeschichte und damit der Saisonalität erfolgte.

2.2.8 Prävalenzraten

Die dargestellten Daten beziehen sich auf die Punktprävalenz der SAD und deren subsyndromalen Form und sind für die Zeit des Interviews (November 1987), in der die Fälle zur Beobachtung gekommen sind, repräsentativ.

Basierend auf die Erfahrung mit SAD-Patienten (n = 168) und deren subsyndromalen Form (n = 20), die in den vergangenen 8 Jahren von der Arbeitsgruppe der "Clinical Psychobiology Branch" am NIMH untersucht wurden (zur Häufigkeitsverteilung des Saisonalitätsscores dieser beiden Gruppen im Verhältnis zu den Probanden der Allgemeinbevölkerung s. Abb. 12), und von denen auch die Ergebnisse des SPAQ vorliegen, wurden in dieser Untersuchung die folgenden Kriterien zur Identifizierung der SAD-Patienten ausgearbeitet:

Der Saisonalitässcore sollte größer als 10 sein und die Probanden sollten angeben, daß die mit den verschiedenen Jahreszeiten einhergehenden charakteristischen Veränderungen als Problem angesehen werden, das von *"mäßig"* bis zu *"invalidisierend"* reicht (Frage Nr. 10 des Telefon-SPAQ).

Der Saisonalitätsscore des Telefon-SPAQ war im Durchschnitt um etwa 1 Punkt geringer als der Score der persönlich ausgefüllten Version. Der so gewählte Wert des

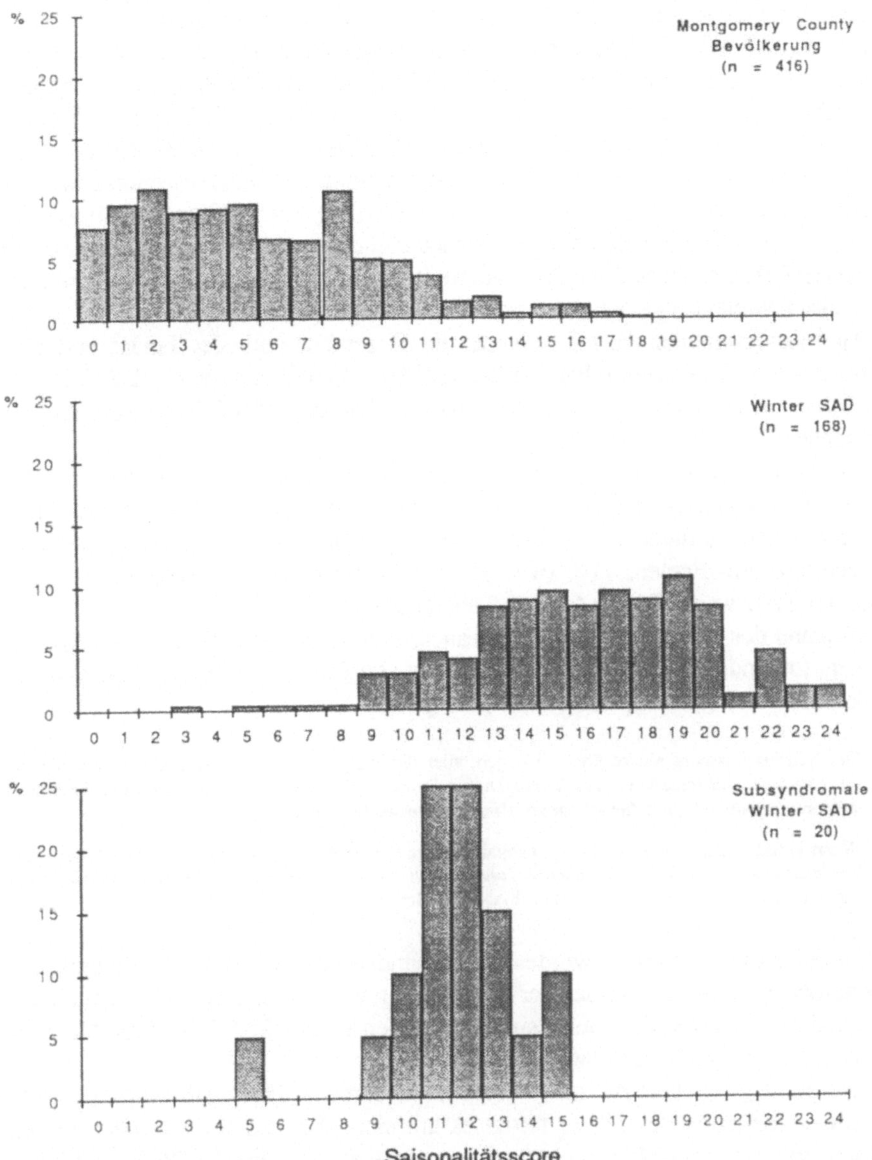

Abb. 12. Vergleich der Häufigkeitsverteilung des Saisonalitätsscores (Definition s. Text) einer randomisierten Stichprobe der Allgemeinbevölkerung von Montgomery County/USA (n = 416) mit der von Winter-SAD-Patienten (n = 168) und deren subsyndromalen Form (n = 20). Die Daten sind als prozentuelle Häufigkeiten in bezug auf die jeweilige Gesamtpopulation dargestellt, um die drei Gruppen visuell vergleichbar zu machen

Saisonalitässcores von 10 des Telefon-SPAQ entspricht daher einem Wert von 11 der persönlich ausgefülllten Version. Dieser letztgenannte Wert eines Saisonalitäts-scores von 11 wurde von 91% der 168 SAD-Patienten erreicht, die in den vergange-nen Jahren am NIMH untersucht wurden (Rosenthal NE, Hardin T, Kasper S et al., unveröffentlichte Beobachtung). Bei diesen Patienten wiesen 88,6% die gewählte Kombination der Itemantwort auf, nämlich daß die mit den Jahreszeiten einherge-henden charakteristischen Veränderungen ein Problem von "mäßiger" bis "invalidis-ierender" Art darstellen, und daß ein Saisonalitässcore von $\geq$ 11 vorliegt. Zusätzlich zu diesen Kriterien mußten die Probanden entweder ein Winter- oder Sommermuster aufweisen, wobei festgelegt wurde, daß sich Probanden mit einer Winter-SAD (oder deren subsyndromalen Form) entweder im Dezember und/oder Januar und/oder Februar am schlechtesten fühlen sollten und korrespondierend dazu, daß sich Pro-banden mit einer Sommer-SAD in den Monaten Juni und/oder Juli und/oder August am schlechtesten fühlen sollten.

Aufgrund der oben angegebenen Kriterien wurde eine Prävalenzrate von 4.3% für SAD-Patienten mit einem Wintermuster und 0,7% für SAD-Patienten mit einem Sommermuster gefunden. In beiden Gruppen zeigte sich ein wesentlich höherer Prozentsatz von Frauen. 71% (n = 15) der Winter-SAD und 66% (n = 2) der Sommer-SAD waren Frauen (s. auch Tabelle 16).

Anhand des Telefon-SPAQ wurden auch, analog zu den Kriterien für SAD-Pa-tienten, folgende Kriterien zur Identifizierung von Probanden mit einer subsyndro-malen Form der Winter-SAD (S-SAD) festgelegt:

1. Der Saisonalitässcore mußte über 10 liegen, aber die Frage *"Stellen die Veränderungen, die die verschiedenen Jahreszeiten mit sich bringen, ein Problem für sie dar?"* mußte bei diesem Saisonali-tässcore nur entweder mit *"nein"* oder mit *"mild"* beantwortet worden sein.

2. Wenn Punkt 1 nicht zutraf, und der Saisonalitässcore 8 oder 9 betrug, konnte die Frage *"Stellen die Veränderungen, die die verschiedenen Jahreszeiten mit sich bringen, ein Problem für sie dar?"* entweder verneint oder mit einer unterschiedlichen Schwere angegeben worden sein.

Aufgrund dieser Definition wurden 56 Probanden (13,5% der epidemiologischen Stichprobe = 59 744 Probanden der Bevölkerung von Montgomery County) identi-fiziert, die mit dem Syndrom einer subsyndromalen Winter-SAD klassifiziert werden können; 55% (n = 31) davon waren Frauen.

Die Festlegung der SAD und deren subsyndromalen Form anhand dieser oben genannten Kriterien des SPAQ bringt es mit sich, daß dadurch zwischen diesen beiden Syndromen eine künstliche Trennungslinie gezogen wurde. Da dieser Eintei-lung keine zusätzliche klinische Beurteilung zugrunde liegt handelt es sich dabei wahrscheinlich um überlappende Bereiche. Dieser Klassifizierungsversuch wurde jedoch trotz dieser Einschränkung unternommen, da er die Möglichkeit beinhaltet, diese beiden Bereiche voneinander abzutrennen und daher eine quantitative Einschät-zung beider Gruppen zu ermöglichen (Tabelle 16). Es ist in diesem Zusammenhang auch erwähnenswert, daß beide Gruppen zusammengenommen (n = 74, 17.8% der Bevölkerung) aufgrund der in der Literatur vorliegenden Ergebnisse (Kasper et al., 1988c; Rosenthal et al., 1989c) als die Gruppe der Probanden angesehen werden können, die von der Lichttherapie profitieren.

Tabelle 16. Prävalenzraten

Definitionen	n	[%]	Verhältnis Männer/Frauen	Geschätzte Anzahl der Individuen in Montgomery County[a]
SAD				
Saisonalitätsscore $\geq$ 10 und die verschiedenen Jahreszeiten werden als ein mäßiges, deutliches, schweres oder invalidisierendes Problem angesehen				
Winter-SAD	18	(4.3)	3.5 : 1	19 149
Sommer-SAD	3	(0.7)	2 : 1	33 098
Subsyndromale Winter-SAD (S-SAD)				
Saisonalitätsscore $\geq$ 10, aber die verschiedenen Jahreszeiten werden als kein oder nur mildes Problem erlebt oder der Saisonalitätsscore ist 8 oder 9 und die verschiedenen Jahreszeiten werden entweder als ein Problem angesehen oder nicht	56	(13.5)	1.2 : 1	59 744

[a] Über 20 Jahre alt, 1984 Zensus.
SAD: Saisonal abhängige Depressionen.
S-SAD: Subsyndromale SAD (Kasper et al., 1989a).

Die oben dargestellten Kriterien wurden in einem weiteren Schritt der Auswertung auf die Population der 40 Probanden angewandt, die persönlich nachuntersucht wurden (Tabelle 17). Es zeigte sich dabei, daß 2 (5%) Probanden die Kriterien für SAD und 6 (15%) Probanden die für S-SAD erfüllten. Dieser Prozentsatz ist nahezu identisch mit dem, der bei der gesamten Untersuchungspopulation (4,3% für SAD und 13,5% für S-SAD) gefunden wurde und weist darauf hin, daß in dieser persönlichen Nachuntersuchung eine Gruppe ausgewählt wurde, die mit der Untersuchungspopulation und damit auch mit der Allgemeinbevölkerung vergleichbar ist. Es ist dabei jedoch besonders hervorzuheben, daß sich diese Zahlen in etwa verdoppelt haben, als bei den 40 Probanden, die persönlich nachuntersucht wurden, die klinischen Kriterien für die Winter-SAD und deren subsyndromale Form angewandt wurden. Aufgrund dieser Untersuchung konnten 4 (10%) Patienten mit SAD und 14 (35%) mit S-SAD gefunden werden. Daraus kann man schließen, daß die Kriterien, die mit Hilfe des Telefon-SPAQ aufgestellt wurden, als eher zu eng als zu weit gefaßt anzusehen sind.

Tabelle 17. Vergleichende Darstellung des Saisonalitätsscores, des Summenwerts der Hamilton-Depressionsskala (HDRS), der SPAQ-Kriterien und der klinischen Kriterien zur Identifizierung von Patienten mit saisonal abhängigen Depressionsformen (Wintertyp) und deren subsyndromalen Form. Daten der Untergruppe der randomisierten Stichprobe der Allgemeinbevölkerung von Montgomery County/USA

	SS	Problem	HDRS	SPAQ-Kriterien	Klinische Kriterien
SAD					
1 / w / 46	17	mäßig	19	+	+
2 / w / 46	15	mäßig	25	+	+
3 / m / 30	10	-	16	-[a]	+
4 / m / 50	7	deutlich	15	-[b]	+
S-SAD					
5 / w / 58	13	-	14	+	+
6 / m / 31	13	-	3	+	+
7 / w / 30	11	-	14	+	+
8 / w / 44	10	-	4	+	+
9 / w / 46	9	-	7	-	+
10 / w / 47	9	-	11	-	+
11 / w / 40	9	-	5	-	+
12 / w / 37	8	-	11	-	+
13 / w / 31	8	-	7	-	+
14 / m / 43	8	mäßig	5	+	+
15 / m / 37	8	-	4	-	+
16 / m / 41	7	-	14	-	+
17 / w / 43	7	mild	7	-	+
18 / m / 34	6	-	7	-	+
SAD	12.3 ± 4.6[c]		18.8 ± 4.5[c]	n = 2 (5%)	n = 4 (10%)
S-SAD	9.0 ± 2.1[c]		8.0 ± 3.9[c]	n = 6 (15%)[d]	n = 14 (35%)

SS, Saisonalitätsscore.
Problem, Antwort zu der Frage 10 des Tel-SPAQ, ob die Veränderungen mit den Jahreszeiten ein Problem darstellen; Gewichtung: kein, mild, mäßig, deutlich, schwer oder invalidisierend.
HDRS, Hamilton-Depressionsskala (Hamilton, 1967).
SAD, saisonal abhängige Depression (Rosenthal et al., 1984).
S-SAD, subsyndromale SAD (Kasper et al., 1989a).
SPAQ, Seasonal Pattern Assessment Questionnaire (Rosenthal et al., 1987b).
[a] Es treffen auch die SPAQ-Kriterien für S-SAD zu.
[b] Erfüllt nicht die SPAQ-Kriterien für SAD oder S-SAD.
[c] Der Berechnung liegen die Zahlen der Probanden zugrunde, die die klinische Kriterien erfüllten.
[d] Fall Nr. 3 ist mit eingeschlossen, da die SPAQ-Kriterien für S-SAD erfüllt sind.

2.3 Diskussion

2.3.1 Diskussion der vorliegenden Untersuchung im Zusammenhang mit bestehenden Studien über saisonale Befindlichkeitsschwankungen bei Gesunden, bei SAD-Patienten und deren subsyndromalen Form

Derzeit liegen nur wenige Studien vor, die den Einfluß der Jahreszeiten auf die Stimmung und Befindlichkeit der Allgemeinbevölkerung untersucht haben. Die Untersuchung von Terman (1988) ist der der hier vorgestellten am ähnlichsten, da der gleiche Untersuchungsbogen (SPAQ, Rosenthal et al., 1987b) verwendet wurde. In der Studie von Terman wurde der SPAQ an 400 Probanden, die anhand eines Telefonbuchs randomisiert aus der Bevölkerung von New York/Manhattan ausgewählt wurden, ausgesandt. Dabei wurde eine Responserate von 57% erzielt. Die vorläufigen Ergebnisse dieser noch nicht in Einzelheiten publizierten Studie sind mit denen der hier vorgestellten vergleichbar. In beiden Untersuchungen bemerkten etwa 25% der Bevölkerung, daß die Veränderungen, die die verschiedenen Jahreszeiten mit sich bringen, ein Problem für sie darstellen. In beiden Untersuchungen zeigten auch die Bereiche wie Stimmung, Energie, Schlaf, Appetit, Gewicht und soziale Aktivität die gleichen saisonalen Veränderungen wie sie bei Winter- oder Sommer-SAD-Patienten gefunden werden können. Potkin et al. (1976) haben erstmals auf den Zusammenhang zwischen dem geographischen Breitengrad und den Prävalenzraten der Winter-SAD hingewiesen. Die Daten dieser Untersuchung basieren auf einem Selbstbeurteilungsbogen, der in einer nordamerikanischen Tageszeitung (*The Sun*), die in ganz USA gelesen wird, abgedruckt wurde. Diese Gruppe fand eine höhere Prävalenzrate der Winter-SAD mit steigendem Breitengrad. Rosen et al. (1990) konnte dies auch in einer kürzlich abgeschlossenen Studie für die Winter-SAD und deren subsyndromalen Form bestätigen (s. auch 2.3.6). Für Europa wurden vergleichbare Ergebnisse von Lingjaerde et al. (1986) berichtet, die eine größere Anzahl von Winter-SAD in nördlicher gelegenen Gebieten von Norwegen fanden. Neuere epidemiologische Untersuchungen, die in Norwegen (Haggag et al., 1990) und in Japan (Takahashi et al., 1991) durchgeführt wurden, lassen ebenfalls jahreszeitlich abhängige Schwankungen von Stimmung und Antrieb in Stichproben der Allgemeinbevölkerung erkennen.

Neben diesen unter einem epidemiologischen Gesichtspunkt erhobenen Daten liegen auch Untersuchungen vor, die saisonale Schwankungen der Stimmung und Befindlichkeit bei gesunden Kontrollen erkennen lassen, die als nicht repräsentativ für die Allgemeinbevölkerung angesehen werden können. Die persönliche Nachuntersuchung einer Untergruppe der eigenen epidemiologischen Stichprobe (10% der Untersuchungspopulation), die anhand eines standardisierten psychiatrischen Diagnoseinstruments (SCID) durchgeführt wurde, legt nahe, daß diese Variationen zum Großteil innerhalb des Bereichs der Normalität bleiben. Die Ergebnisse dieser vorgelegten Untersuchung sind auch in Übereinstimmung mit denen von Eastwood et al. (1985), Thompson et al. (1988b) und Terman (1988), in denen dargestellt wurde, daß sowohl depressive als auch gesunde Probanden saisonale Rhythmen in verschiedenen Befindlichkeits- und Verhaltensbereichen aufweisen, wobei jedoch bei gesunden Probanden eine geringere Amplitude der Veränderung besteht. Die Daten der Untersuchungen von Thompson et al. (1988b) und Terman (1988) wurden mit einem einheitlichen Untersuchungsinstrument, dem SPAQ (Rosenthal et al., 1987b), an 2 voneinander unabhängigen Stichproben in New York/USA und London/England gewonnen. Es zeigte sich, daß auch in der Normalbevölkerung eine Verschlechterung des allgemeinen Wohlbefindens in den Wintermonaten festzustellen ist, daß dies jedoch bei SAD-Patienten wesentlich deutlicher ausgeprägt ist. In der eigenen epidemiologischen Stichprobe konnte auch weiterhin eine Gruppe identifiziert werden, die in bezug auf ihre Winterschwierigkeiten eine Zwischenposition zwischen SAD-Patienten und gesunden Kontrollen einnehmen, die von Kasper et al. (1989a) bereits zuvor als subsyndromale Form der Winter-SAD beschrieben wurde. Diese Probanden suchen von sich aus wegen ihrer Schwierigkeiten keine Therapie auf, aber es konnte gezeigt werden, daß sie positiv auf Lichttherapie ansprechen, während das Befinden bei Probanden, die keine saisonalen Befindlichkeitsschwankungen aufweisen durch diese Art der Lichttherapie nicht positiv beeinflußt werden kann.

Die Ergebnisse dieser Studie bestätigen die Erfahrungen, die bei den SAD-Patienten in der Arbeitsgruppe der Clinical Psychobiology Branch am NIMH gemacht wurden. Die Validität des Syndroms der SAD wird weiterhin auch durch die Ergebnisse der Clusteranalyse unterstützt (s. 2.2.6), da die Itemkonfigurationen der dadurch gewonnenen, natürlichen (endogenen) Gruppierungen eine bemerkenswerte Ähnlichkeit mit dem Syndrom der Winter-SAD und deren subsyndromalen Form aufwiesen, die in den vergangenen Jahren durch klinische Studien beschrieben wurden.

2.3.2 Methodenkritik der Untersuchung

Wenn man den Versuch unternimmt, die Ergebnisse dieser Untersuchung auf die Allgemeinbevölkerung zu übertragen, müssen einige Faktoren berücksichtigt werden. Potkin et al. (1976), und Lingjaerde et al. (1976) und Rosen et al. (1990) haben darauf hingewiesen, daß sich die Prävalenz der SAD mit dem geographischen Breitengrad verändert. Man kann daher davon ausgehen, daß verschiedene Resultate in unterschiedlichen geographischen Breiten gefunden werden können. Diese Ergebnisse konnten in einer kürzlich abgeschlossene Multicenterstudie (Rosen et al., 1990) bestätigt werden. Diese Untersuchungen ergaben ein Ansteigen der Prävalenzraten von SAD-Patienten und deren subsyndromalen Form (S-SAD) mit zunehmenden Breitengrad. Die niedrigste Prävalenz für SAD wurde in Sarasota/Florida (27° nördlicher Breite) und die höchste in Nashua/New Hampshire (43° nördlicher Breite) gefunden. Die Ergebnisse von Washington D.C. (39° nördlicher Breite) nahmen dabei eine Zwischenposition ein. In Abb. 13 ist neben diesen 3 zuletzt genannten auch die Untersuchung von Terman (1988) miteinbezogen, in der mit der gleichen Methodik die Bevölkerung von New York/Manhattan (42° nördlicher Breite) untersucht wurde. Aus dieser Abbildung geht hervor, daß sowohl für die Gruppe der SAD-Patienten als auch für deren subsyndromalen Form höhere Prävalenzraten in nördlicheren Regionen gefunden werden können. Aus diesen Untersuchungen wird deutlich, daß die geographische Lage bei der Interpretation von Ergebnissen saisonaler Befindlichkeits- und Verhaltensparameter miteinbezogen werden muß.

Ein weiterer Faktor, der die Ergebnisse dieser Untersuchung beeinflußt haben mag, ist das Verhältnis von Stadt zu Land. Die vorliegende Untersuchung wurde in einem Vorort von Washington D.C. durchgeführt, und die Ergebnisse weichen in den Grundzügen nicht wesentlich von denen von Terman (1988) ab, die in Manhattan/New York gewonnen wurden. Dies würde bedeuten, daß es für das Ausmaß der saisonalen Befindlichkeitsschwankungen nicht so wichtig ist, ob ein Individuum in einer städtischen Umgebung mit Hochhäusern wie in Manhattan/New York oder in einem Vorort mit vorwiegend Einfamilienhäusern lebt. Es ist jedoch anzumerken, daß ein Großteil der untersuchten Bevölkerung von Montgomery County in Washington D.C. arbeitet und somit für diese Probanden vielleicht vergleichbare Lebensbedingungen mit denen der Probanden von Manhattan/New York vorliegen. Ein Vergleich des Saisonalitätsscores der Bevölkerung, die in einer städtischen Umgebung lebt, mit dem der Bevölkerung in mehr ländlichen Regionen, liegt bis jetzt noch nicht vor. Da die Prävalenzraten der SAD mit denen für Depressionen vergleichbar sind, die in großangelegten epidemiologischen Untersuchungen gefunden wurden (Hirschfeld u. Cross, 1982; Weissman et al., 1988), und da niedrigere Prävalenzraten in einer ländlichen Umgebung beschrieben sind (Blazer et al., 1985; Kovess et al., 1987), kann man spekulieren, daß auch in einer ländlichen Umgebung niedrigere Prävalenzraten von SAD gefunden werden können. Es ist auch erwähnenswert, daß Montgomery County ein Bereich mit einem hohen Einkommen ist, doch es besteht kein Anhalt, daß das Ausmaß der Saisonalität als Funktion des sozioökonomischen Status aufgefaßt werden kann.

Um eine repräsentative Stichprobe der Allgemeinbevölkerung zu gewinnen, können verschiedene Methoden angewandt werden. In der vorliegenden Studie wurde zur Erhebung der Saisonalität erstmals die Methode des *"Random Digit Dialing"* (Dillman, 1978; Groves und Kahn, 1979) verwendet, um Informationen über saisonale Veränderungen in der Allgemeinbevölkerung zu gewinnen. Die vorangegangene Studie von Terman (1988), sowie die parallel zu dieser Untersuchung durchgeführte Multicenterstudie von Rosen et al. (1990), verwendeten eine *Mail-out*-Strategie, wobei die Namen aus Telefonbüchern gewonnen wurden. Im Gegensatz dazu haben z.B. Boyce und Parker (1988) sowie Potkin et al. (1986) ihre Daten über saisonale Befindlichkeitsveränderungen aufgrund eines Zeitungsartikels gewonnen. Die verschiedenen Methoden der Stichprobengewinnung sind in einer Monographie von Dillmann (1978) zusammengefaßt. Der Vergleich des Telefoninterviews mit einem Interview, bei dem die Daten in einem persönlichen Gespräch erhoben wurden, haben insgesamt wenig Unterschiede erkennen lassen (Colombotos, 1969; Kegeles et al., 1969; Rogers, 1976; Klecka u. Tuchfarber, 1978). Obwohl auch Studien vorliegen, die keinen Unterschied zwischen der Mail-out-Methode und der Telefonmethode erkennen ließen (Hochstim, 1967; Aneshensel et al., 1982; Walker u. Restuccia, 1984; O'Toole et al., 1986), gibt es verschiedene Argumente, die die Telefonmethode der Mail-out-Methode als überlegen erscheinen lassen. Das bedeutendste Argument ist dabei, daß die Mail-out-Methode eine geringere Responserate aufweist, wodurch ein Samplebias entstehen kann (Dillmann 1978). Der Einfluß der

Befragungsmethode auf die Responserate spiegelt sich auch bei den beiden im folgenden diskutierten Untersuchungen wieder. Während mit der Telefonmethode in der vorgelegten Untersuchung der Datenerhebung eine Responserate von 92% erreicht wurde, liegt diese Rate in der Studie von Terman (1988) mit der Mail-out-Methode nur bei 57%. Ein weiterer Vorteil der Telefonmethode, in der Random Digit Dialing verwendet wird, im Vergleich zu der Mail-out-Methode, bei der die Adressen eines Telefonbuchs zur Grundlage der Datenerhebung herangezogen werden, ist, daß auch Probanden mit unangemeldeten (sog. "privaten") Telefonnummern erreicht werden können. Dieser Anteil macht in Montgomery County 16,2% aus, und es könnte gut sein, daß sich die Menschen mit unangemeldeten Nummern systematisch von denen unterscheiden, die ihre Nummern anmelden. Dies würde jedoch durch eine Erhebung anhand des Telefonbuchs unberücksichtigt bleiben.

2.3.3 Geschlechtsunterschied der Saisonalität

Als ein wichtiger Befund dieser Untersuchung kann angesehen werden, daß der Saisonalitätsscore bei Frauen im Alter zwischen 21 und 40 Jahren signifikant höher lag als bei Männern und bei älteren Frauen. In Übereinstimmung damit konnte auch ein wesentlich höherer Anteil von Frauen bei den Probanden gefunden werden, die als Winter-SAD-Patienten identifiziert wurden. Dies ist von besonderer Bedeutung, da auch bei SAD-Patienten Frauen zu überwiegen scheinen (Kasper et al., 1988b). Diese Ergebnisse stehen im Einklang mit denen epidemiologischer Untersuchungen an depressiven Erkrankungen, die auch höhere Prävalenzraten für Frauen (Cromstock u. Helsing, 1976; Weissman u. Klerman, 1977; Steele, 1978; Weissman u. Myers, 1978; Craig u. van Natta, 1979; Radloff u. Rae, 1979; Blazer u. Williams, 1980; Hirschfeld u. Cross, 1982; Uhlenhut et al., 1983; Angst et al.,1984b) im Alter zwischen 18 und 44 Jahren (Weissman et al., 1988) erkennen ließen. Der höhere Saisonalitätsscore, der in dieser Untersuchung in einem unausgelesenen Kollektiv der Allgemeinbevölkerung bei Frauen gefunden wurde, scheint also ebenso wie bei klinisch manifesten Depressionen im Zusammenhang mit den Jahren der Fruchtbarkeit zu stehen. Dies legt die Vermutung nahe, daß endokrine Faktoren in der Pathogenese der Saisonalität eine bedeutsame Rolle spielen können. Von einem nosologischen Blickwinkel her ist es interessant, daß in der Literatur bei Depressionen ein Überwiegen des weiblichen Geschlechts nur für die diagnostische Untergruppe der "major depression" und nicht für die der bipolaren Störung beschrieben wurde (Hirschfeld u. Cross, 1982; Steele, 1978). Da auch mehr Frauen in der Gruppe der SAD-Patienten gefunden wurden, gleicht die SAD unter diesem Gesichtspunkt also mehr der "major depression" als der bipolaren Störung (DSM-III-R, American Psychiatric Association, 1987).

2.3.4 Bedeutung der Identifizierung von Probanden
mit einem Winter- oder Sommermuster

Die vorliegende Studie bestätigt die Ergebnisse von Wehr et al. (1987a) und Boyce
und Parker (1988), aus denen hervorgeht, daß Probanden mit einem Winter- oder
Sommermuster der Befindensverschlechterung unterschiedliche Symptomprofile der
vegetativen Symptomatik aufweisen. In diesen Studien wurde beschrieben, daß
Menschen mit einem Wintermuster in der Zeit, wenn sie sich am schlechtesten fühlen,
im Vergleich zu der Zeit, wenn sie sich gut fühlen, mehr Appetit haben, an Gewicht
zunehmen und mehr schlafen. Menschen mit einem Sommermuster hingegen haben
in der Zeit, in der sie sich am schlechtesten fühlen, weniger Appetit, nehmen an
Gewicht ab und schlafen weniger. Die Schlaflosigkeit und Gewichtsabnahme sind
sehr häufig auftretende Symptome während einer depressiven Erkrankung und
wurden in der Literatur mehrfach beschrieben. Vereinzelt finden sich jedoch auch
Berichte über das Gegenteil, nämlich Hypersomnie und Gewichtszunahme während
einer depressiven Phase. In Tabelle 18 sind die Literaturhinweise zu diesen kontrastierenden vegetativen Syndromen während einer depressiven Erkrankung zusammengefaßt. Da sowohl die Schlaflänge als auch das Gewicht objektiv gemessen
werden kann, wäre es interessant, die Veränderungen dieser beiden Parameter bei
depressiven Patienten prospektiv zu untersuchen und mit der Befindlichkeit zu den
jeweiligen Jahreszeiten in Beziehung zu setzen. Diese Zusammenhänge würden auch
deshalb von Interesse sein, da saisonale Gewichts- und Schlafveränderungen bei
Tieren als Modelle für verschiedene Formen der Depressionen dienen könnten. Die
Einbeziehung dieser Überlegungen würde es ermöglichen, daß die in der Depressionsforschung bekannten Tiermodelle (Jesberger, 1985) um den großen Anteil der
Tierforschung erweitert werden könnten, bei denen physiologische und Verhaltens-
änderungen mit den Jahreszeiten beschrieben werden. Die von diesen Modellen
abzulesenden Adaptationsphänomene könnten somit einen Hinweis für die Auslö-
sung und Pathophysiologie depressiver Phasen geben.

Aus Abb. 8 ist ersichtlich, daß Individuen mit einem Wintermuster der Befindlichkeitsverschlechterung auch z. T. heiße sowie feuchte Tage unangenehm empfan-
den. Umgekehrt fanden sich auch bei den Probanden mit einem Sommermuster ein
gewisser Prozentsatz der angab an kurzen sowie grauen Tagen eine Befindlichkeitsverschlechterung zu registrieren. Diese beiden Beobachtungen können darauf hinweisen, daß sowohl bei den Probanden mit einem Wintermuster als auch bei denen
mit einem Sommermuster der Befindlichkeitsverschlechterung eine allgemeine Wet-
terfühligkeit für das Wohlbefinden charakteristisch ist.

2.3.5 Saisonalität als Vulnerabilitätsfaktor
für das Auftreten depressiver Erkrankungen

Die Häufigkeitsverteilung der Befindensverschlechterung der Allgemeinbevölkerung von Montgomery County, die einen Winter- und Sommergipfel aufweist, kann
auch im Zusammenhang mit dem mehrfach beschriebenen Muster saisonaler Auftre-

Tabelle 18. Auswahl der in der Literatur berichteten kontrastierenden Angaben über den Schlaf und das Körpergewicht bei depressiven Erkrankungen

Item	Vermehrt	Abnahme
SCHLAF	Michaelis, 1964	Hinton, 1963
	Pollitt, 1965	Pollitt u. Young, 1971
	Lascelles, 1966	Crisp u. Stonehill 1973
	Detre et al., 1972	Kupfer et al., 1975
	Kupfer et al., 1972	Paykel, 1977
	Quitkin et al., 1979	
	Waldmann, 1980	
	Akiskal, 1980	
	Sovner, 1981	
	Rosenthal et al., 1984	
	Erkwoh 1986	
GEWICHT	Pollitt u. Young, 1971	Pollitt, 1965
	Detre et al., 1972	Detre et al., 1972
	Kupfer et al., 1975	Kraines, 1972
	Polivy, 1976	Crisp u. Stonehill, 1973
	Quitkin et al., 1979	Kupfer et al., 1979
	Sovner, 1981	Sovner, 1981
	Paykel et al., 1983	Garvey et al., 1984
	Garvey et al., 1984	Wehr et al., 1987a
	Rosenthal et al., 1984	
SCHLAF + GEWICHT	Pollitt, 1965	Pollitt u. Young, 1971
	Kraines, 1972	Kraines, 1972
	Detre et al., 1972	Crisp u. Stonehill, 1973
	Crisp u. Stonehill, 1973	Wehr et al., 1987a
	Kupfer et al., 1979	
	Sovner, 1981	
	Garvey et al., 1984	
	Rosenthal et al., 1984	

tenshäufigkeiten affektiver Erkrankungen gesehen werden. In Studien, bei denen der Beginn depressiver Episoden vor und nach dem Beginn der Psychopharmakatherapie untersucht wurde (vgl. Tabelle 3), konnte ein deutlicher jahreszeitlicher Zusammenhang mit dem Auftreten depressiver Erkrankungen festgestellt werden, wobei meist entweder ein Frühjahrs- oder Herbstbeginn beschrieben wurde. Diese älteren Befunde, die vor kurzem auch von Eastwood und Peter (1988) kritisch diskutiert wurden, lassen also ein Muster erkennen, das in jüngster Zeit für die Gruppe der Winter- oder Sommer-SAD-Patienten als charakteristisch angesehen wurde. Leider lassen die in den letzten Jahren durchgeführten groß angelegten epidemiologischen Untersuchungen (Weissmann et al., 1978; Regier et al., 1984; Robins et al., 1984; Angst et al., 1984b; Brown et al., 1985) depressiver Erkrankungen keinen Vergleich mit den Daten der eigenen Untersuchung zu, da bei den letztgenannten Studien der Einfluß der Jahreszeiten auf das Auftreten depressiver Erkrankungen nicht untersucht wurde.

Zwei kürzlich abgeschlossene Studien haben das Verhältnis der SAD-Patienten zu den Nicht-SAD-Patienten in einem ambulanten Klientel untersucht. Garvey et al. (1988) berichteten, daß 38% der Patienten, die sich mit einer depressiven Erkrankung in einer psychiatrischen Praxis in den USA vorstellten, als saisonal abhängige Depressionsformen klassifiziert werden konnten. Thase (1989) evaluierte eine Klientel von 220 depressiven Patienten, die sich in einer Spezialambulanz für depressive Erkrankungen der Psychiatrischen Klinik der Universität Pittsburgh/USA vorstellten, und fand, daß 16,1% der Patienten die Kriterien einer SAD erfüllten. In einer eigenen Studie (Kasper u. Kamo, 1990 a) an 79 stationär behandelten Patienten einer offen geführten Station der Heidelberger Psychiatrischen Universitätsklinik konnten wir finden, daß etwa 10% die Kriterien einer SAD erfüllten. Darüber hinaus zeigte sich in der letzteren Untersuchung auch, daß SAD-Patienten im Durchschnitt jünger waren als Nicht-SAD-Patienten und daß bei SAD-Patienten eine größere familiäre Belastung mit Depressionen und Alkoholismus bei Verwandten ersten Grades vorliegt. Das gut belegte saisonale Muster der Selbstmorde (Faust u. Sarreither, 1975; Eastwood u. Peacocke, 1976; Kevan, 1980; Aschoff, 1981; Parker u. Walter, 1982; Thase, 1989) weist weiterhin auf die starke Assoziation zwischen affektiven Erkrankungen und Jahreszeiten hin.

Aufgrund dieser Ergebnisse ist zu hoffen, daß auch in Europa Studien durchgeführt werden, um die Prävalenz saisonal abhängiger Befindlichkeitsveränderungen in psychiatrischen Populationen zu untersuchen, besonders auch deshalb, da ein Teil dieser Syndrome erfolgreich mit Lichttherapie behandelt werden kann.

2.3.6 Saisonalität als Dimension

In unserer Untersuchungspopulation gaben nur 8% der Bevölkerung an, keine Veränderungen im Zusammenhang mit den Charakteristika der Jahreszeiten an sich zu bemerken. Die meisten berichteten über Veränderungen mit unterschiedlicher Ausprägung. Dies ist mit der Annahme vereinbar, daß die Saisonalität als eine Dimension angesehen werden kann, die sich in der Allgemeinbevölkerung von einer geringen bis zu einer deutlichen Ausprägung findet. Weiterhin wird diese Hypothese auch durch die Multicenterstudie von Rosen et al. (1990) gestützt, in der dargestellt werden konnte, daß der Anteil saisonaler Depressionen und deren subsyndromalen Form in Abhängigkeit zum geographischen Breitengrad steht. Abbildung 13 zeigt die Ergebnisse dieser nordamerikanischen Studie, bei der die Prävalenzraten der Winter-SAD und deren subsyndromalen Form in New Hampshire (42° nördlicher Breite), New York (40° nördlicher Breite), Washington D.C. (39° nördlicher Breite) und Florida (27° nördlicher Breite) untersucht wurden. Dabei zeigte sich deutlich, daß die Prävalenzraten mit steigender geographischer Breite zunehmen. In Übereinstimmung damit wurde auf den Aspekt der Dimensionalität bei depressiven Erkrankungen, die sich von der Normalität bis zur Pathologie spannt, bereits vor kurzem auch von Angst und Dobler-Mikola (1984) hingewiesen.

Ähnlich dem von Zubin und Steinhauer (1981) dargestellten Vulnerabilitätskonzept für schizophrene Erkrankungen läßt sich auch für die saisonalen Veränderungen

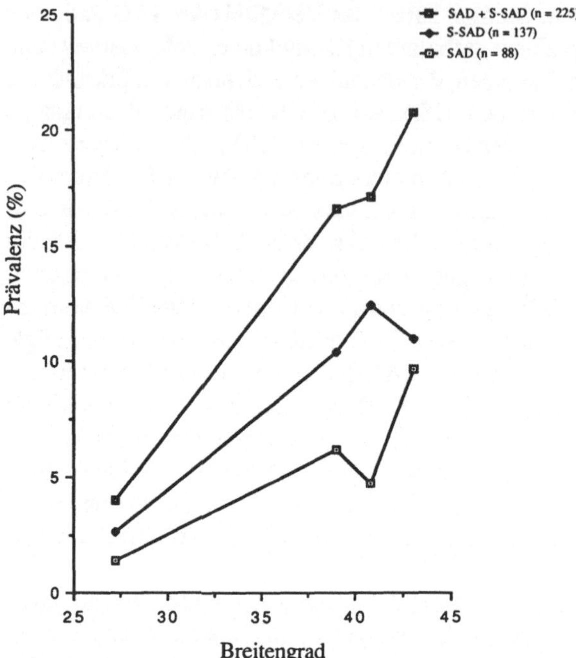

Abb. 13. Prävalenzraten der Gruppe der Winter-SAD-Patienten und deren subsyndromalen Form in 4 unterschiedlichen geographischen Zonen. Von links nach rechts sind in der Abbildung zuerst die Daten von Sarasota, Florida (27° nördlicher Breite), dann die von Washington D.C. (39° nördlicher Breite), dann die von New York (40° nördlicher Breite) und schließlich die von Nashua, New Hampshire (42° nördlicher Breite) aufgetragen. Die Daten wurden zur graphischen Darstellung der Publikation von Rosen et al. (1990) entnommen

ein Modell zeichnen (Abb. 14), das die saisonalen Veränderungen in Beziehung zu einer speziell dafür zu postulierenden Vulnerabilität setzt. Aus diesem Modell kann abgeleitet werden, daß bei einem Individuum mit einer geringen Vulnerabilität eine ausgeprägte saisonale Veränderung, sei es durch Veränderung des Lichts, der Temperatur oder einer sonstigen noch nicht näher untersuchten Variable, auftreten muß, damit das Individuum die Schwelle zwischen einem Zustand mit bzw. ohne SAD-Symptomen überschreitet. Umgekehrt ist bei einem Individuum mit einer hohen Vulnerabilität nur eine geringe saisonale Veränderung notwendig, damit es in den graphischen Bereich der SAD-Symptomatik fällt. Aus den vertikalen Linien in diesem Modell kann der Effekt der Lichttherapie abgeleitet werden. Bei den Winterdepressionen wäre z.B. eine ausgeprägte saisonale Veränderung der Mangel an Licht, der durch die Applikation des Lichts in Form von Lichttherapie wieder rückgängig gemacht werden kann. Dadurch rückt das Individuum in den Bereich der geringen saisonalen Veränderung mit einem gleichzeitigen Zurücktreten der Symptome.

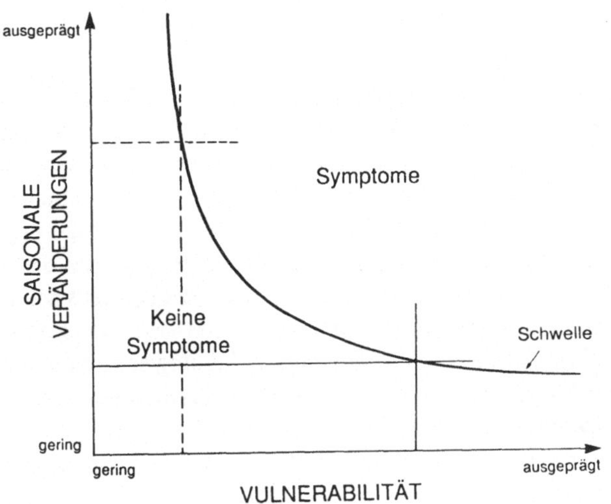

Abb. 14. Erklärungsmodell, das den Zusammenhang zwischen saisonalen Veränderungen (in z. B. den Lichtgegebenheiten oder der Umgebungstemperatur) und einer speziell zu postulierenden Vulnerabilität für das Auftreten einer SAD-Symptomatik herstellt

2.3.7 Diskussion der Prävalenzraten

Anhand der vorliegenden Studie kann erstmals eine Einschätzung der Prävalenzraten der SAD und deren subsyndromalen Form erfolgen. Die hohe Prävalenzrate (Lebenszeitraten) der Winter-SAD und deren subsyndromalen Form, die aufgrund dieser Studie zusammengenommen 17% der Allgemeinbevölkerung von Montgomery County/Maryland/USA (39° nördlicher Breite) ausmacht, ist auch von gesundheitspolitischer Bedeutung, da nachgewiesen wurde, daß diese Menschen von der Lichttherapie profitieren (Kasper et al.,1988c). Die relativ niedrige Rate für die Sommer-SAD (0,7%) stimmt mit der vorangegangenen Erfahrung der Arbeitsgruppe am NIMH überein, die auch deutlich weniger depressive Patienten mit diesem Auftretensmuster zu der Teilnahme an diesen Untersuchungen gewinnen konnte. Neben dem Anteil der Winter-SAD ist es auch besonders bemerkenswert, daß 13,5% der Bevölkerung Probleme berichteten, wie sie von der subsyndromalen Form der Winter-SAD beschrieben wurden (Kasper et al., 1989a). Die persönliche Nachuntersuchung eines repräsentativen Teils (hinsichtlich Saisonalität) der epidemiologischen Stichprobe ergab, daß die SPAQ-Kriterien zur Identifizierung von SAD-Patienten und S-SAD-Individuen eher zu eng sind und daß die Zahlen in der Bevölkerung, wenn klinische Kriterien angewandt werden, wahrscheinlich höher anzusetzen sind. Bevor endgültige Schlußfolgerungen gezogen werden können, müssen jedoch die berichteten Schätzungen zu den Prävalenzzahlen dieser Studie von weiteren epidemiologischen Studien, in denen eine größere Anzahl von Probanden persönlich anhand von standardisierten klinischen Kriterien untersucht werden, abgesichert werden.

2.4 Schlußfolgerung

Die Ergebnisse dieser Studie können sowohl von psychiatrisch-klinischer als auch von theoretischer Bedeutung sein. Von praktischer Seite erscheint es wichtig, daß durch diese Untersuchung belegt werden konnte, daß die ursprünglich von Rosenthal et al. (1984) beschriebene Gruppe der SAD-Patienten kein Randproblem psychiatrischer Versorgung betrifft, sondern daß ein quantifizierbarer Anteil der Bevölkerung von diesem Syndrom betroffen ist. Die Bestimmung der Prävalenzraten der SAD erscheint auch deshalb von Bedeutung, da nachgewiesen werden konnte, daß beide Gruppen auf die Therapie mit HWL ansprechen. Von einem mehr forschungsbezogenen Aspekt her können die Ergebnisse dieser Studie von Bedeutung sein, da dabei aufgezeigt wurde, daß etwa ein Drittel der Bevölkerung deutliche bis mäßige saisonal abhängige Befindlichkeitsschwankungen aufweist. Es erscheint deswegen notwendig, daß zukünftige epidemiologische Studien psychiatrischer Erkrankungen hinsichtlich der Jahreszeit, in der sie durchgeführt werden, kontrolliert werden, um die Saisonalität als unerwünschten Nebeneffekt auszuschalten. Für biologische Untersuchungen an sog. gesunden Normalpersonen ist sicherlich auch von Bedeutung, diese Menschen hinsichtlich der Saisonalität zu beurteilen, da in dieser Studie Hinweise gewonnen wurden, daß ein höherer Saisonalitätsscore eine Vulnerabilität für das Auftreten einer depressiven Verstimmung anzeigen kann.

3 Der therapeutische Effekt der Lichttherapie in einer Stichprobe der Allgemeinbevölkerung

3.1 Ziele und Methodik

3.1.1 Zielsetzung

Die seit der Erstbeschreibung durch Lewy et al. (1982) durchgeführten offenen und kontrollierten Studien zur Lichttherapie haben deren antidepressive Wirksamkeit bei den saisonal abhängigen Depressionsformen (SAD) belegt (vgl. 1.6). Die Ergebnisse zu diesen Studien sind in Tabelle 6, 7 und in Abb. 2, 3 zusammengefaßt. Nachdem Erfolge der Lichttherapie vereinzelt auch bei anderen Depressionsformen berichtet wurden (Kasper et al., 1988c), kam die Frage auf, ob die Lichttherapie auch bei gesunden Probanden eine psychometrisch faßbare Veränderung bewirkt. Während Wirz-Justice et al. (1986) und Dietzel et al. (1986) bei gesunden Kontrollen eine positive Stimmungsveränderung berichtet haben, konnte dies in der Untersuchung von Rosenthal et al. (1987c) nicht dargestellt werden. Die Erfahrungen in der letztgenannten Studie ließen vermuten, daß der positive Effekt der Lichttherapie auch bei gesunden Kontrollen im Zusammenhang mit der retrospektiv berichteten Saisonalität steht. Um dieser Frage weiter nachzugehen, untersuchten Kasper et al. (1989a) eine Gruppe von Probanden, die weder die Kriterien der "major depression" (DSM-III-R, American Psychiatric Association, 1987) noch die der SAD (Rosenthal et al., 1984) erfüllten, aber trotzdem über milde Stimmungsschwankungen und vegetative Veränderungen im Herbst und Winter klagten. Diese Gruppe, bei der die Beschwerden jedoch nicht den Schweregrad erreichten, der bei SAD-Patienten gefunden werden kann, wurde von Kasper et al.(1989a) als *subsyndromale SAD* bezeichnet. Es zeigte sich, daß diese Gruppe im Vergleich zu Kontrollen ohne retrospektiv berichtete saisonale Veränderungen ebenso wie SAD-Patienten positiv auf Lichttherapie anspricht.

Die Ergebnisse der in Kap. 2 dargestellten epidemiologischen Untersuchung und auch weiterer Studien (Eastwood et al., 1985; Rosen et al., 1990) weisen darauf hin, daß ein großer Anteil der Bevölkerung saisonal abhängige Veränderungen des Verhaltens und der Befindlichkeit aufweist, die von der Qualität her mit denen der SAD-Patienten vergleichbar, jedoch von unterschiedlicher, meist wesentlich geringerer Ausprägung ist. Dieses Wissen warf daher die Frage auf, wie hoch der Anteil der Menschen in der Allgemeinbevölkerung ist, der von der Lichttherapie profitieren würde, und wie diese Gruppe erfaßt werden kann (Kasper et al., 1990d). Die bis jetzt durchgeführten Studien, bei denen die Patienten und Kontrollen durch Zeitungsannoncen ausgewählt wurden, legten die Vermutung nahe, daß davon nur Individuen profitieren, die eine Geschichte von retrospektiv berichteten saisonalen Veränderungen aufweisen. Keine Veränderung durch Lichttherapie oder sogar eine Verschlechterung wurde dahingegen für Individuen beschrieben, bei denen keine Winterbeschwerden vorliegen (Kasper et al., 1989a).

Um einen Eindruck über die Wirksamkeit der Lichttherapie in der Allgemeinbevölkerung zu gewinnen, wurde von der in Kap. 2 dargestellten epidemiologischen Stichprobe von Montgomery County/Maryland/USA eine Untergruppe ausgewählt, bei der der Effekt der Lichttherapie untersucht wurde. Diese Gruppe war in bezug auf den Ausprägungsgrad saisonaler Veränderungen mit der Referenzpopulation vergleichbar (vgl. 3.1.2). Aufgrund dieser Untersuchungsanordnung bestand daher auch die Hoffnung, aus den Ergebnissen dieser Studie Richtlinien abzuleiten, an denen sich Ärzte orientieren können, wenn sie zu Empfehlungen über die Anwendung der Lichttherapie Stellung nehmen sollen.

3.1.2 Auswahl der Stichprobe

Die Teilnehmer der Untersuchung wurden aus der in Kap. 2 dargestellten epidemiologischen Stichprobe gewonnen. Um eine Gruppe von Probanden zu rekrutieren, deren Saisonalitätsscore mit dem der Bevölkerung von Montgomery County vergleichbar ist, wurde die gesamte epidemiologische Stichprobe in 20 Klassen unterteilt (Abb. 15). Damit jeweils ein Proband für die Gruppe mit gedämpftem Licht und ein Proband für die Gruppe mit hellem weißem Licht gewonnen werden konnte, wurde versucht von jeder dieser 20 Klassen 2 Probanden zu gewinnen. Der Saisonalitätsscore der so zusammengestellten Stichprobe weist daher eine vergleichbare Verteilung auf, wie sie auch in der Allgemeinbevölkerung gefunden werden kann.

In der epidemiologischen Stichprobe von Montgomery County/Maryland/USA war 0 der niedrigste und 18 der höchste Wert des Saisonalitätsscores. Von dieser Rekrutierung wurden Probanden, die Probleme in der Sommerzeit haben, ausgeschlossen, da deren Reaktion auf Lichttherapie unbekannt ist. Weiterhin wurden auch nur Probanden ausgewählt, die zwischen 30 und 60 Jahre alt waren, damit nicht das unterschiedliche Alter in der Gruppenzusammenstellung der geplanten Lichttherapie mit hellem weißem bzw. gedämpftem Licht als ein unerwünschter Störfaktor auftritt. Ein weiteres Ausschlußkriterium zur Teilnahme an dieser Studie war ein medizinisches, basierend auf dem Grundsatz, daß den Menschen durch die Lichttherapie nicht geschadet werden sollte. Jeder Fall, bei dem eine medizinische Diagnose vorlag oder bei dem die Teilnahme zweifelhaft erschien, wurde in der Forschungsgruppe diskutiert und die Teilnahme anhand eines Expertenbeschlusses festgelegt. Die medizinischen Gründe sind am Ende des nächsten Absatzes dargestellt.

Die Telefonnummern der Probanden, die zwischen 30 und 60 Jahre alt waren und keine Schwierigkeiten im Sommer aufwiesen, wurden den oben beschriebenen 20 Klassen zugeteilt, bevor sie erneut angerufen wurden (d. h. nach dem ersten Telefonkontakt, der in Kap. 2 beschrieben ist). Bei diesem erneuten Telefonkontakt wurde ein halbstandardisierter Fragebogen verwendet, der neben einer standardisierten Aufklärung über das vorgeschlagene Projekt auch Fragen über die medizinische und

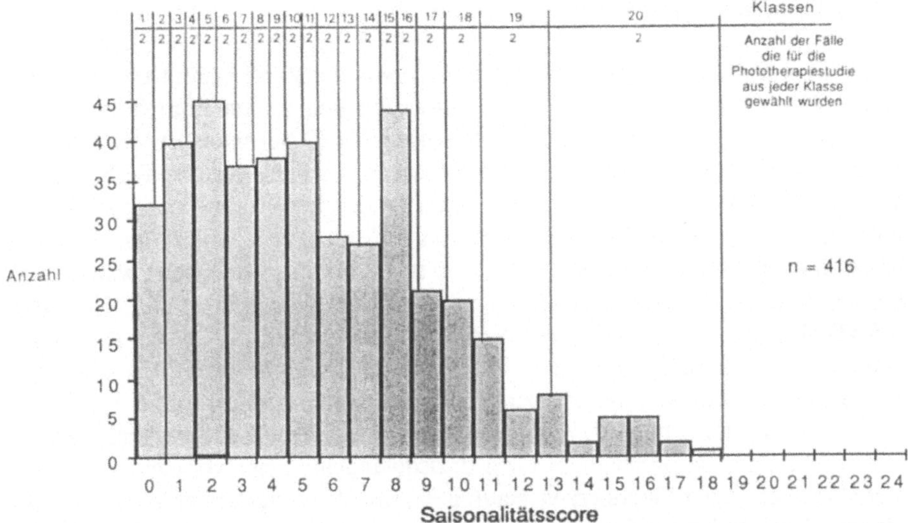

Abb. 15. Grundlage der Selektion für die Lichttherapiestudie. Häufigkeitsverteilung des Saisonalitätsscores (Definition s. Text), die als Grundlage für die Auswahl zur Teilnahme an der Lichttherapiestudie diente. Die obere Reihe von Zahlen gibt die Anzahl der Klassen (20) an, in die die Gesamtgruppe von 416 Individuen eingeteilt wurde, und es wurde angestrebt, von jeder dieser 20 Klassen 2 Individuen zur Teilnahme an der Lichttherapiestudie zu gewinnen. Nähere Beschreibung des Selektionsorganges s. Text

psychiatrische Vorgeschichte beinhaltete. Wenn ein Proband von einer bestimmten Klasse nicht bereit war, an dem Programm teilzunehmen, wurde dessen Telefonnummer durch die nächste derselben oder einer nahestehenden Klasse ersetzt. Nach diesem Prinzip wurden 123 der insgesamt 416 Probanden der epidemiologischen Stichprobe erneut am Telefon befragt. 41 Probanden (33% der angerufenen Nummern) waren damit einverstanden, an der Untersuchung teilzunehmen. Von den 82 Probanden, die nicht an der Untersuchung teilnehmen wollten, gaben 67 (55% der angerufenen Nummern) an, daß ihnen der zeitliche Aufwand zu groß sei, 7 Probanden wurden wegen medizinischen Gründen von der Untersuchung ausgeschlossen (1 Proband mit einem Hypophysentumor, 1 Proband mit einem Basaliom, 5 Frauen waren schwanger), 4 Probanden gaben deutliches Desinteresse an, und bei 4 Probanden konnten keine näheren Gründe spezifiziert werden.

Basierend auf dem Saisonalitätsscore und dem persönlichen Interview, bei dem auch die diagnostische Einschätzung einer SAD oder S-SAD vorgenommen wurde, wurden die Probanden dem Zufall nach entweder der Gruppe mit hellem weißem Licht (HWL) oder der mit gedämpftem Licht (GL) zugeteilt. Die Probanden wurden hinsichtlich der Diagnose (SAD oder S-SAD) und auch in bezug auf das Geschlecht und das Alter parallelisiert.

3.1.3 Teilnehmer der Lichttherapiestudie

Die 41 Probanden (22 Männer, 19 Frauen; Altersbreite: 30-58 Jahre; Durchschnittsalter ± SD: 41.0 ± 7.1 Jahre) wurden einbestellt und in den Einrichtungen des
National Institute of Mental Health (NIMH) persönlich (S.K.) untersucht. Im Rahmen
dieser Untersuchung erfolgte auch eine körperliche und eine blutchemische Untersuchung. Zur Beurteilung, ob eine psychiatrische Diagnose vorlag, wurde ein strukturiertes psychiatrisches Interview angewandt (Structured Clinical Interview for
DSM-III-R; SCID, Spitzer et al., 1987), und in diesem Zusammenhang wurde auch
bestimmt, ob die Probanden die Kriterien einer SAD (Rosenthal et al., 1984) oder
S-SAD (Kasper et al., 1988a) erfüllten. Der Untersucher (S.K.), der das SCID
durchführte und auch die klinischen Kriterien für die Diagnose einer SAD bzw. einer
S-SAD angewandt hatte, war in bezug auf die Information, die von dem Telefonin-
terview vorlag "nicht blind". Es sei jedoch schon an dieser Stelle erwähnt, daß die
Untersucher, die die psychometrischen Basisdokumentationen vornahmen und die
Veränderungen unter Lichttherapie beurteilten, sowohl bezüglich der Vorgeschichte
als auch hinsichtlich der Untersuchungsbedingungen der einzelnen Studienteilnehmer "blind" waren.

Ein Proband, der von der Klasse 4 (Saisonalitätswert 1-2) gezogen wurde, hatte
eine psychiatrische Vorgeschichte mit einer bipolaren Störung mit 2 stationären
psychiatrischen Behandlungen, eine wegen einer Manie und eine wegen einer Depression. Dieser Patient war zum Zeitpunkt der Untersuchung auf Lithiumcarbonat
(900 mg) eingestellt und verschlechterte sich während der Behandlung mit Lichttherapie im Sinne einer hypomanischen Verstimmung (vgl. 3.2.5). Er wurde durch einen
Probanden derselben Klasse ersetzt. Die dargestellten Ergebnisse beziehen sich daher
nur auf die Daten von 40 Studienteilnehmen ohne diesen Patienten.

Die Probanden beider Untersuchungsbedingungen (Fallnummer und Diagnose
vgl. Tabellen 19 und 20) der Gruppen mit HWL oder GL nahmen zum Zeitpunkt der
Untersuchung verschiedene Medikamente ein. In der *Gruppe mit HWL* nahm ein
Proband (Fall Nr. 12) Levothyroxin 187,5 mg/Tag, ein Proband (Fall Nr. 15) nahm
Triamterene + Hydrochlorothiazide 50 mg/Tag und Atenolol 50 mg/Tag, und ein
weiterer Proband (Fall Nr. 19) nahm Ibuprofen 400mg/Tag. In der *Gruppe mit GL*
nahm ein Proband (Fall Nr. 29) Theophyllin 30 mg/Tag, ein Proband (Fall Nr. 33)
nahm Ibuprofen 400 mg/Tag, und ein weiterer Proband (Fall Nr. 38) nahm Timolol
Maleat 10 mg/Tag, Ibuprofen 400 mg/Tag, und Triamterene + Hydrochlorothiazide
50mg/Tag.

Die medizinische Beurteilung der Studienteilnehmer ergab, daß kein Proband
zum Zeitpunkt der Untersuchung akut erkrankt war, aber in der Vorgeschichte
konnten einige Erkrankungen gefunden werden. In der *Gruppe mit HWL* konnte eine
Probandin (Fall Nr. 12) identifiziert werden, die an einer Hypothyreose litt und mit
Levothyroxin (187,5 mg/Tag) behandelt wurde, des weiteren litt eine Probandin (Fall
Nr. 15) an einer Arthritis der Sakroiliakalgelenke und eine Probandin (Fall Nr. 20)
an einer Migraine accompagnée. In der *Gruppe mit GL* konnte in der Vorgeschichte
eines Probanden (Fall Nr. 27) eine seit 15 Jahren symptomlose, primär chronische
Polyarthritis gefunden werden, ein Proband (Fall Nr. 29) litt unter Asthma bronchiale

(Behandlung mit Theophyllin 30 mg/Tag) und eine Probandin (Fall Nr.38) litt an einer Migräne.

45 % der Studienteilnehmer hatten zwar zuvor schon einmal über Medien oder Freunde von dem Krankheitsbild der saisonal abhängigen Depression (SAD) gehört, aber keiner hatte je zuvor Erfahrungen mit Lichttherapie gemacht, weder persönlich noch bei Familienangehörigen oder Freunden.

3.1.4 Protokoll der Lichttherapiestudie

Der Ablauf der Untersuchung ist in Abb. 16 graphisch dargestellt. Nach den Aufnahmeuntersuchungen wurden die Probanden einem 3wöchigen Protokoll zugeteilt, das aus den folgenden 3 einwöchigen Perioden bestand: 1 Woche Beobachtung vor der Lichttherapie *(Baselinewoche)*, 1 Woche Lichttherapie *(Behandlungswoche)* und eine sich daran anschließende Woche ohne Lichttherapie *(Entzugswoche)* , um die möglicherweise nach der Lichttherapie auftretenden Entzugseffekte zu messen.

Schon bei den ersten Kontakten wurde allen Probanden mitgeteilt, daß in dieser Untersuchung der Effekt von 2 verschiedenen Lichtintensitäten geprüft werden soll. Die Probanden waren damit einverstanden, daß wir ihnen nur eine begrenzte Information über diese Untersuchung geben können, da aus wissenschaftlichen Gründen

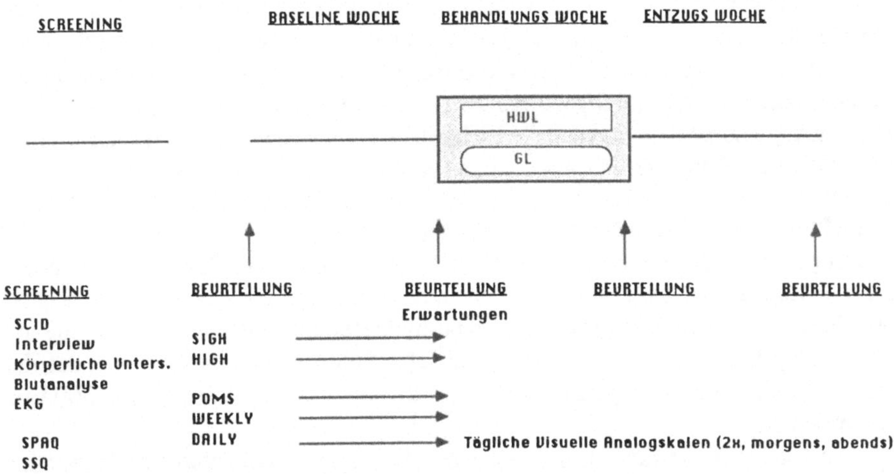

Abb. 16. Schematischer Ablauf der Lichttherapiestudie. *HWL*, Behandlung durch Lichttherapie mit hellem weißem Licht. *GL*, Behandlung durch Lichttherapie mit gedämpftem Licht. *SCID*, Structured Clinical Interview for DSM-III-R (Spitzer et al., 1987, unveröffentlicht). *SIGH*, Structured Interview Guide for the Hamilton Depression Rating Scale (Williams, 1988). *HIGH*:,Hypomania Interview Guide (Williams et al., unveröffentlicht). *POMS*, Profile of Mood States (Mc Nair et al., 1981). *WEEKLY*, Weekly Mood Inventory, (Rosenthal et al., 1989 b). *DAILY*, tägliche visuelle Analogskalen; (Aitken, 1969) *SPAQ*, Seasonal Pattern Assessment Questionnaire (Rosenthal et al., 1987 c). *SSQ*, Seasonal Screening Questionnaire (Rosenthal et al., im Druck)

ansonsten die individuelle Erfahrung, die in diesem Untersuchungsgang gewonnen werden soll, beeinflußt werden könnte. Diese "standardisierte Aufklärung" beinhaltete weiterhin die Mitteilung an die Probanden, daß wir nach Ablauf der Untersuchung festlegen wollten, ob überhaupt und wenn ja welche der beiden Lichtquellen für sie persönlich von therapeutischer Wirksamkeit sei. Alle Probanden wurden mit etwa 300 U$ (abhängig von der effektiv aufgewandten Zeit) als Aufwandsentschädigung (nach den offiziellen Richtlinien der Teilnahme an einem NIH-Programm) für die Teilnahme an dieser Studie entlohnt und gaben nach einer zuvor erfolgten schriftlichen und mündlichen Aufklärung über Art und Design der Studie ihr schriftliches Einverständnis zur Teilnahme.

Die 2stündige Anwendung der Lichttherapie (20 Probanden mit HWL und 20 Probanden mit GL) erfolgte in der Zeit zwischen 6 und 9 Uhr morgens, in den Monaten Januar und Februar 1988. 41% der Probanden wurden im Januar und 59% wurden im Februar in die Studie aufgenommen. 35% der Gruppe mit hellem weißem Licht (HWL) und 50% der Gruppe mit gedämpftem Licht (GL) erhielten die Lichttherapie im Januar und der korrespondierende Prozentsatz im Februar. Die Behandlungsbedingungen mit HWL waren identisch mit denen, wie sie in den vorangegangenen Studien für SAD-Patienten beschrieben wurden (Rosenthal et al., 1988). Als Lichtquelle wurde ein fluoreszierendes Licht verwendet, das das gesamte Spektrum beinhaltete (Vitalite®) und von 6-8 40-W-Leuchtstoffröhren stammte, die in einem 120 x 60 cm großen und 8 cm tiefen rechtwinkeligen Metallgehäuse untergebracht waren. Hinter den Leuchtstoffröhren befand sich eine reflektierende Oberfläche, und um eine Blendung zu vermeiden, wurde das Licht durch einen Plastikschirm abgegeben, der das Licht zerstreute. Es wurde den Studienteilnehmern gezeigt, daß der Beleuchtungskörper so aufgestellt werden soll, daß dessen Mitte etwa in Augenhöhe liegt und daß die Lichtquelle etwa 90 cm von den Augen entfernt sein soll (vgl. Abb. 17). Die Probanden wurden auch weiterhin angehalten, nicht andauernd direkt in die Lichtquelle zu schauen, sondern lediglich in jeder Minute einmal für ein paar Sekunden lang. Die Lichtintensität, die bei dieser Anordnung auf das Auge auftrifft, ist dabei etwa 2500 Lux. Dies entspricht ungefähr der Lichtmenge, die man registrieren kann, wenn man an einem Frühlingstag aus dem Fenster schaut, und diese ist etwa 5mal so groß wie eine normale Raumbeleuchtung. Zur Erzeugung des gedämpften Lichts (300 Lux) wurde derselbe Beleuchtungskörper verwendet, der jedoch durch einen Filter gedämpft war, um die gewünschte Intensität von 300 Lux zu erreichen.

Die Lichttherapie fand in dem eigenen Haus oder Arbeitsplatz der Probanden statt. Um die Compliance an der Untersuchung anzuregen und zu dokumentieren, wurden die Probanden gebeten, während der Lichttherapie in Abständen von 15 min Eintragungen in ein vorgegebenes Protokoll zu machen. Darin wurden Ihre Aktivitäten und die Vigilanz nach der Einteilung der Stanford Sleepeness Scale (Hoddes et al., 1972) festgehalten. Die Probanden wurden weiterhin angehalten, während der gesamten 3wöchigen Untersuchungsphase täglich zur gleichen Zeit aufzustehen, um bei der Beurteilung der Wirksamkeit der Lichttherapie nicht den Effekt eines Schlafentzugs, von dem die antidepressiven Eigenschaften bekannt sind (Kuhs u. Tölle, 1986), als Störvariable vorliegen zu haben.

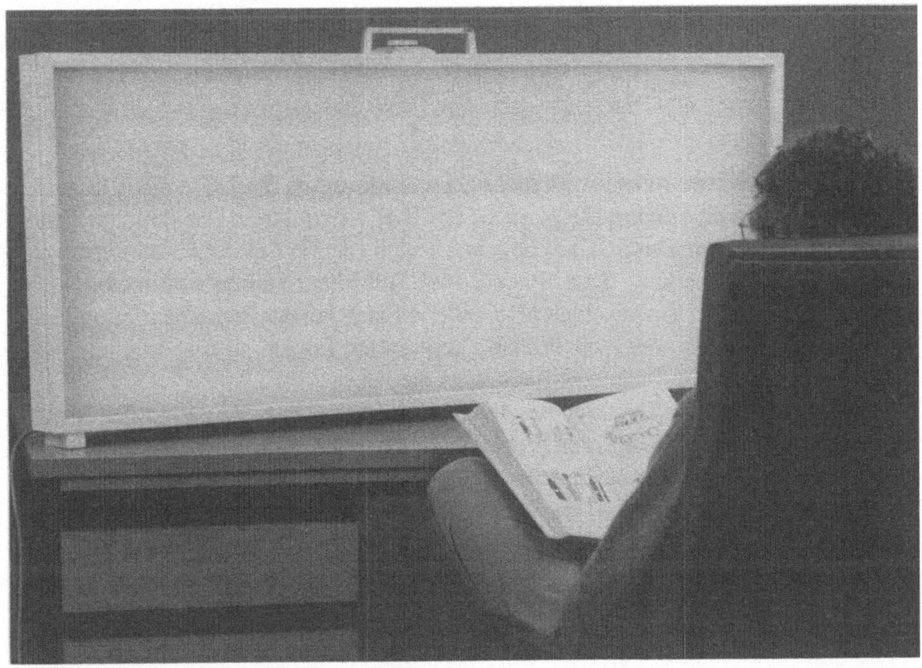

Abb. 17. Praktische Anordnung bei der Lichttherapie

Zur Basisdokumentation der psychometrischen Befunde und zur Beurteilung des Behandlungserfolges unter der Lichttherapie waren die Untersucher "blind" in bezug auf die Vorgeschichte und die Behandlungsbedingungen (HWL oder GL) der einzelnen Studienteilnehmer. Zur standardisierten psychiatrischen Befunderhebung (Möller, 1989) wurden verschiedene, im einzelnen in 3.1.5 beschriebene, Fremd- und Selbstbeurteilungsskalen eingesetzt.

3.1.5 Verwendete Untersuchungsinstrumente

3.1.5.1 Zur diagnostischen Einschätzung nach DSM-III-R

Structured Clinical Interview for DSM-III-R (SCID, Spitzer et al., 1987). Dabei wird eine standardisierte Erhebung der für die Diagnosenfindung relevanten Items durch den klinisch trainierten Interviewer durchgeführt, die die Festlegung einer DSM-III-R-Diagnose (American Psychiatric Association, 1987) ermöglicht. Es lagen zum Zeitpunkt der Untersuchung 3 Fassungen des SCID vor:1. eine Version für psychiatrische Patienten in stationärer Behandlung (SCID-P), die die umfassendste Zusammenstellung der Fragen ist, 2. eine Version für ambulante psychiatrische Patienten (SCID-OP), bei der sich nur ein geringer Anteil der Fragen auf eine psychotische Vorerkrankung bezieht, und 3. eine Fassung für eine nichtpsychiatrische Klientel (SCID-NP). In der letzteren Fassung ist lediglich die Einleitung gegenüber der Patientenversion verändert, da in der Patientenversion Fragen über die Hauptbe-

75

schwerden des Patienten gestellt werden, die in der SCID-NP durch andere ersetzt sind, die es ermöglichen, eine evtl. vorliegende Psychopathologie zu erfassen. Die Fragen des SCID liegen in einzelnen Modulen vor, wie z. B. "mood disorders", "psychotic disorders" etc., die entweder alle angewandt oder im einzelnen weggelassen werden können.

Zur Erfassung der Achse II (Persönlichkeitsstörungen) des DSM-III-R liegt das SCID-II vor. Damit können die 12 in DSM-III-R aufgeführten Persönlichkeitsstörungen erfaßt werden. Das SCID-II liegt in 2 Teilen vor: der Selbstbeurteilungsbogen und die Fremdbeurteilung. Jede Frage dieses Selbstbeurteilungsinstruments weist eine zu dem gleichen Thema etwas abgeänderte Frage bei der Fremdbeurteilung auf, die es ermöglicht, die von dem Proband vermerkten Fragen zu vertiefen und/oder zusätzliche Fragen zur Diagnosenfindung zu stellen.

In der vorliegenden Untersuchung wurden sämtliche zum Zeitpunkt der Durchführung der Studie (1987/88) zur Verfügung stehenden Module zur Erfassung der DSM-III-R-Achse-I- und -II-Diagnosen angewandt, und als Einführung wurde die *Non-patient Version* gewählt. Da für die Beurteilung saisonaler Befindlichkleitsschwankungen auch eine Skala wünschenswert ist, die ein zyklothymes Syndrom erfaßt, wurde zusätzlich ein Fragebogen zur Beurteilung der zyklothymen Persönlichkeit eingefügt.

3.1.5.2 Zur Erfassung der Saisonalität

Den Probanden wurden 2 Fragebögen zur Erfassung der evtl. bestehenden saisonalen Befindlichkeitsschwankungen vorgelegt: der *Seasonal Pattern Assessment Questionnaire* (SPAQ, Rosenthal et al., 1987b) und der *Seasonal Screening Questionnaire* (SSQ, Rosenthal et al., im Druck).

Seasonal Pattern Assessment Questionnaire (SPAQ, Rosenthal et al., 1987b). Dieser Fragebogen wurde von der Forschungsgruppe am NIMH als Screeninginstrument zur Erfassung saisonaler Veränderungen der Stimmung und des Verhaltens entworfen (Rosenthal et al., 1987b). Zielpopulation ist dabei nicht wie bei dem SSQ die Gruppe der SAD-Patienten, sondern der Fragebogen ist so angelegt, daß er unabhängig vom Krankheitsstatus bei jeder Population angewandt werden kann. Die Fragen, die beim SPAQ gestellt werden, können 3 Bereichen zugeordnet werden: 1. der Anteil der saisonalen Veränderungen der Stimmung und des Verhaltens, 2. das monatliche Muster der letztgenannten Veränderungen und 3. die Reaktionen auf verschiedene klimatische und atmosphärische Bedingungen.

Als besonders praktisch hat sich dabei die Zusammenfassung der Antworten der Fragen des Abschnitts 12 des SPAQ (vgl. Anhang) zur Bildung eines *Saisonalitätsscores* herausgestellt. Bei diesen Fragen werden die von dem Probanden selbst beobachteten Veränderungen zu den verschiedenen Jahreszeiten erfaßt und lassen dabei die Möglichkeit von 5 Antworten zu, die von "keiner" bis zu einer "extremen" Veränderung reicht. Die Dimensionen, die dabei erhoben werden, beinhalten die folgenden Bereiche: allgemeines Wohlbefinden, Schlafdauer, Appetit, Körpergewicht, Energie und soziale Aktivität. Jede Frage kann von 0 - 4 gewichtet werden, und von den Antworten dieser 6 Fragen kann ein Summenscore gebildet werden, der von 0 - 24 reicht und als Saisonalitätsscore bezeichnet wird. Der Saisonalitätsscore ist bei SAD-Patienten erwartungsgemäß am höchsten (Mittelwert ± SD: 15.9 ± 3.3 bei 168 der in den Jahren 1981-1986 am NIMH untersuchten SAD-Patienten; Kasper et al., 1989a). Es ist jedoch bemerkenswert, daß auch bei einer Gruppe von Kontrollen (n = 20), die besonders gründlich daraufhin ausgesucht wurden, möglichst keine saisonalen Veränderungen zu zeigen, immerhin noch ein Mittelwert (± SD) von 2.7 ± 2.3 gefunden wurde. Die Gruppe der subsyndromalen Winter-SAD nimmt dabei eine Zwischenposition zwischen den SAD-Patienten und den zuvor beschriebenen Kontrollen ein mit einem Mittelwert (± SD) von 10.5 ± 2.8. Die näheren Einzelheiten der Gruppenzusammensetzung und deren Charakteristika sind an anderer Stelle dargestellt (Kasper et al., 1989a).

Der SPAQ hat aufgrund verschiedener Vorteile bereits eine breite Anwendung gefunden. Am wichtigsten ist wohl dabei die Kürze dieses Erhebungsinstruments (1 doppelseitig bedrucktes Blatt), wobei jedoch trotzdem eine sehr detaillierte Information gewonnen wird. Zweitens ist er leicht verständlich und kann im Durchschnitt innerhalb von 10 - 15 min ausgefüllt werden. Und drittens hat sich als günstig erwiesen, daß die Fragen des SPAQ daraufhin neutral gehalten sind, ob es sich um Patienten oder um ein Kontrollkollektiv handelt. Dies ermöglicht, daß er bei einer breiten Gruppe von Probanden angewandt werden kann. Weiterhin ist bedeutsam, daß die Fragen hinsichtlich der Jahreszeiten neutral gestellt sind, um keine Vorurteile hinsichtlich der Festlegung der Jahreszeiten zu erzeugen. Darüber hinaus ist es mit diesem Fragebogen auch möglich, sog. negativen Befunde festzuhalten, d. h. wenn z. B. keine saisonalen Veränderungen vorliegen.

Seasonal Screening Questionnaire (SSQ, Rosenthal et al., im Druck). Dieser Fragebogen ist sehr viel detaillierter als der SPAQ, und es kann damit genauer beurteilt werden, ob ein Patient der Gruppe der SAD zuzurechnen ist und ob er für die Teilnahme an einer Lichttherapiestudie geeignet ist. Die endgültige Entscheidung darüber muß jedoch erst im Rahmen der klinischen Beurteilung gefällt werden. Im Unterschied zum SPAQ beinhaltet der SSQ auch Fragen, die es ermöglichen, einen Anhalt für eine DSM-III-R-Diagnose zu gewinnen und weiterhin die zur Beurteilung der Bipolarität wichtig zu erfassenden Grundlagen für das Vorliegen einer Hypomanie zu haben. Aus diesem Untersuchungsbogen können auch weitere Informationen, die für die Teilnahme an einem Untersuchungsprogramm wichtig sind abgelesen werden, wie die medizinische- oder Familienanamnese oder der Einfluß von klimatischen Veränderungen auf die Symptome. Der Fragebogen ist ebenso wie der SPAQ hinsichtlich der Jahreszeiten neutral und ermöglicht es somit, ein Winter-, Sommer- oder ein sonstiges saisonal abhängiges Auftretensmuster depressiver Syndrome zu erheben. Obwohl sich dieser Fragebogen als Screeninginstrument zur Erfassung einer klinischen Population als sehr hilfreich erwiesen hat, muß einschränkend erwähnt werden, daß dabei vorausgesetzt wird, daß der Patient in der Lage ist, eine klinische Beurteilung über seine eigenen Symptome zu geben. Die diagnostische Genauigkeit dieses Instruments in bezug auf DSM-III-R-Diagnosen ist ebenfalls noch nicht systematisch untersucht. In jedem Fall erlaubt das Vorliegen des durch den SSQ gewonnenen Informationsmaterials eine meist sehr zutreffende Einschätzung, ob bei dem Patienten eine SAD-Symptomatik vorliegt und ob er für die Aufnahme in eine Lichttherapiestudie weiter untersucht werden soll.

3.1.5.3 Zur Erfassung der Befindlichkeitsveränderungen während der Lichttherapie

Hamilton-Depressionsskala (HDRS, Hamilton, 1967). Dieser Fragebogen ist in der Depressionsforschung der am weitesten verbreitete und fand daher auch in nahezu allen Studien, in denen SAD-Patienten untersucht wurden, Anwendung. Dadurch ist ein schneller Vergleich mit anderen Studien depressiver Patienten möglich. Meistens werden die 21 einzelnen Items zu einem Summenwert zusammengerechnet, wobei jedoch hervorzuheben ist, daß damit auch Bereiche des Verhaltens und der Befindlichkeit, die für SAD-Patienten charakteristisch sind, invers erfaßt werden. Eine Verbesserung der SAD-Symptomatik bedeutet z.B., daß diese Patienten weniger essen, an Gewicht verlieren und weniger schlafen; diese Symptome drücken sich jedoch in einer Erhöhung des HDRS-Summenscores aus, was eine Verschlechterung bedeuten würde. Deshalb wurde der von Rosenthal et al. (1987b) ein zusätzlicher Fragebogen (7-Item Supplement zu dem HDRS) entwickelt.

7-Item-Supplement zu dem HDRS. Dieser Fragebogen wurde von Rosenthal et al. (1987b) entworfen, um wie oben dargestellt, die durch den HDRS-Bogen nicht erfaßten atypischen Symptome der SAD-Patienten zu dokumentieren. Es werden dabei die folgenden Bereiche erfragt und gewichtet: sozialer Rückzug, Gewichtszunahme, vermehrtes Essen, vermehrter Appetit, Kohlenhydratheißhunger, Müdigkeit, Befindensverschlechterung in der zweiten Tageshälfte (inverse Tagesschwankungen).

Hypomanieskala (Kasper et al., 1989b). Diese Skala stellt ebenfalls ein festes Instrumentarium in der Beurteilung von SAD-Patienten dar. Dabei werden die folgenden Bereiche erfragt und gewichtet: gehobene Stimmung, irritierte Stimmung, vermehrtes Selbstbewußtsein, verminderter Schlaf, psychomotorische Agitiertheit, vermehrte Aktivität bei der Arbeit, vermehrte soziale Aktivitäten, Einsichtsfähigkeit, beschleunigte Sprache, Gedankenflucht, Kreativität, Impulsivität. Bei dieser Skala wird das aktuelle Verhalten im Vergleich zu den Tagen der Gesundheit ins Verhältnis gesetzt, und es werden nicht die Tage der Depressivität als Vergleichswerte herangezogen.

Um die Items dieser 3 oben genannten Untersuchungsinstrumente standardisiert zu erheben und dadurch die Reliabilität zu erhöhen (Möller u. von Zerssen, 1983), wurde in der vorliegenden Untersuchung der von Williams et al. (unveröffentlicht) standardisierte Fragebogen verwendet (SIGH-D-SAD: Structured Interview Guide for the Hamilton Depression Rating Scale - Seasonal Affective Disorder Version und HIGH-SAD: Hypomania Interview Guide).

An Selbstbeurteilungsinstrumenten wurden während der Studie noch *visuelle Analogskalen* (nach Aitken, 1969) angewandt, die von den Probanden morgens und abends ausgefüllt wurden (DAILY). Dabei wurden die folgenden Bereiche erfaßt: Stimmung, Angst, Müdigkeit, Energie und allgemeines Wohlbefinden. Anhand einer an diese Untersuchungsbögen angeschlossenen Skala wurden die Probanden auch weiterhin dazu angehalten, täglich die Dauer und den Zeitpunkt ihres Schlafs zu registrieren. Ein Problem mit diesen Skalen ist jedoch, daß verschiedene Menschen einen unterschiedlichen Stil haben, das Verhalten und die Stimmung zu registrieren. Dies bringt mit sich, daß die aktuellen Veränderungen manchmal bei verschiedenen Probanden sehr unterschiedlich wiedergegeben werden. Dies heißt mit anderen Worten ausgedrückt, daß z. B. einige Menschen den gesamten ihnen angebotenen Meßbereich dieser Analogskala benützen, um die Veränderungen aufzuzeichnen, während andere wiederum nur die Veränderungen in einem sehr engen Bereich anzeigen. Dies weist darauf hin, daß die Analogskalen besser für einen intraindividuellen Vergleich als für einen Gruppenvergleich geeignet sind.

Das Weekly Mood Inventory (Rosenthal et al., 1989b). Diese Selbstbeurteilungsskala wurde von der Forschungsgruppe am NIMH entworfen und vor kurzem zusammenfassend dargestellt. Von den 29 Einzelitems können 4 Faktoren gewonnen werden: 1) depressive Stimmung, 2) typische vegetative Symptome, 3) atypische vegetative Symptome und 4) hypomanische Stimmung.

Profile of Mood States (POMS, Mc Nair et al., 1981). Dieses Selbstbeurteilungsinstrument wurde entworfen, um bei gesunden Kontrollen psychometrische Veränderungen nach verschiedenen experimentellen Bedingungen zu messen. Von den insgesamt 65 Fragen, die in einer 5stufigen Skala gewichtet sind, können 6 Faktoren gewonnen werden: Depression, Müdigkeit, Tatendrang, Spannung, Angst und Verwirrung.

Fragebogen zur standardisierten Erfassung der Erwartungen von der Lichttherapie (Kasper et al., 1989a). Den Probanden der Lichttherapiestudie wurde die Lichtquelle in einer standardisierten Form erstmals am Tag vor der ersten Lichttherapie gezeigt. Dies geschah derart, daß die Probanden vor den Beleuchtungskörper für die Lichttherapie gesetzt wurden und die jeweilige Lichtintensität für etwa 1 min eingeschaltet wurde. Danach wurden die Probanden dazu angehalten, die mit dem Therapieerfolg verknüpften Erwartungen anhand einer 5stufigen Skala festzulegen. Dabei kam eine Skala zur Anwendung, die nach den Richtlinien von Borkovec und Nau (1983) ausgearbeitet wurde. In dieser Skala wurden die folgenden 4 Fragen gestellt: 1) *"Glauben Sie, daß Sie von dieser Behandlung profitieren werden?"* 2) *"Halten Sie die Behandlung für eine logische Methode, um Ihre Erkrankung zu behandeln?"* 3) *"Würden Sie diese Behandlung auch einem Bekannten empfehlen, der an der gleichen Erkrankung leidet?"* 4) *"Inwieweit glauben Sie, daß Ihr Hausarzt eine Besserung Ihrer Beschwerden durch diese Behandlung für möglich hält?".* Die Antwortmöglichkeiten schlossen dabei die folgenden 5 Abstufungen ein: gar nicht, ein wenig, mittel, deutlich, sehr deutlich.

3.1.6 Statistische Methoden

Um die statistische Signifikanz der psychometrisch erfaßbaren Unterschiede zwischen der Gruppe mit HWL und GL während des Studienablaufs zu überprüfen, wurde der Behandlungserfolg als Differenzwert zwischen den Werten vor und nach Behandlung (Δ-HDRS) festgehalten. Da bei SAD-Patienten in der Literatur durchweg bessere Erfolgsraten für die Therapie mit HWL - verglichen mit der mit GL - beschrieben wurden (Kasper et al., 1988c; Terman et al., 1989), wurde die Hypothese aufgestellt, daß bei der Untergruppe der SAD-Patienten und deren subsyndromalen Form die Behandlungsbedingung mit HWL der mit GL überlegen sein wird, was eine einseitige Testung voraussetzt (Mann-Whitney-U-Test). Im Sinne der Hypothesengenerierung wurden weitere Unterschiede zwischen den verschiedenen Gruppierungen durch abhängige und unabhängige T-Tests auf statistische Signifikanz geprüft. Der Behandlungserfolg in den Gruppen mit HWL und GL wurde mit den vor der Therapie festgehaltenen Erwartungen korreliert (Spearman's Rangkorrelationstest).

3.2 Ergebnisse

3.2.1 Saisonalitätsscore der Lichttherapiegruppe

Der Selektionsvorgang für die Teilnahme an der Lichttherapiestudie ist in 3.1.2 beschrieben. Es war nicht immer möglich, aus jeder Klasse 2 Probanden für die Teilnahme an der Studie zu gewinnen. Es wurden daher Probanden aus den nächsthöheren und nächstniedrigeren Klassen gewählt. Es zeigte sich jedoch trotzdem, daß der Saisonalitätsscore der so gewonnenen Lichttherapiegruppe mit dem der epidemiologischen Stichprobe vergleichbar war: Der Mittelwert (± SD) des Saisonalitätsscores der Lichttherapiegruppe (n = 40) betrug 6.4 ± 3.7 verglichen mit 5.43 ± 3.9 bei der epidemiologischen Stichprobe (n = 416; unabhängiger T-Test: t = -1.4, df = 454. p = 0.14). Der Saisonalitätsscore der Telefonversion korrelierte signifikant mit dem Wert, bei dem die Probanden den Bogen persönlich ausgefüllt hatten (r = .65, p < 0.001). Der Mittelwert des Telefonfragebogens (6.13 ± 4.3) war jedoch niedriger als der der persönlichen Version (6.98 ± 3.9) (abhängiger T-Test: t = -1.6, df = 39, p = 0.13).

3.2.2 Diagnostische Einschätzung der Probanden

Aufgrund der SCID-Untersuchung und der zusätzlich angewandten klinischen Kriterien zur Festlegung einer SAD und deren subsyndromalen Form konnten 4 Fälle identifiziert werden, die der SAD zuzuordnen sind. Die beiden SAD-Patienten waren 2 Frauen und 2 Männer im Alter zwischen 30 und 50 Jahren (Durchschnittsalter ± SD: 43 ± 8.9 Jahren). 14 Fälle konnten der subsyndromalen Form der SAD zugeordnet werden (9 Frauen und 5 Männer; Durchschnittsalter ± SD: 39.2 ± 7.7, Altersbreite zwischen 30 und 58 Jahren). Alle Fälle mit SAD litten unter regelmäßig zur Winterzeit auftretenden Depressionen, die jedoch von Jahr zu Jahr eine unterschiedliche Tiefe erreichten. Bei 2 SAD-Patienten hatte dies zuvor zu einer medikamentösen antidepressiven Therapie geführt. Zum Studienzeitpunkt befand sich jedoch keiner dieser Patienten in psychiatrischer Behandlung, und kein Patient gab an, Psychopharmaka einzunehmen. Jeder dieser Patienten zeigte im Frühjahr eine Remission der Symptomatik, und bei einem Patienten (50 Jahre, männlich) können hypomanische Phasen im Frühjahr bzw. Sommer beschrieben werden.

Per definitionem durften die subsyndromalen SAD in der Vorgeschichte keine Episode einer "major depression" im Winter aufweisen und für ihre Schwierigkeiten keine medizinische oder psychologische Hilfestellung in Anspruch genommen haben (Kasper et al. 1989a). Es ist jedoch in diesem Zusammenhang erwähnenswert, daß einer dieser Probanden die Vorgeschichte einer in der Sommerzeit aufgetretenen "major depression" (DSM-III-R) hatte.

Durch das SCID (Structured Clinical Interview for DSM-III-R, Spitzer et al., 1987) können außer den als *"sicher"* zu beurteilenden DSM-III-R-Diagnosen auch sog. *Sub-threshold-Diagnosen* gestellt werden, die dann zur Anwendung kommen, wenn die Kriterien für die jeweilige Kategorie nicht vollständig erfüllt sind. Die im folgenden bei den 40 Probanden der Lichttherapiestudie gefundenen Diagnosen beziehen sich auf die "Lebenszeitdiagnosen". Die sicheren DSM-III-R-Achse-I-Diagnosen waren die folgenden: 4 Fälle mit einer "major depression", 4 Fälle mit einer einfachen Phobie und je 1 Fall mit Alkoholmißbrauch, Halluzinogenmißbrauch, Panikattacken, generalisierter Angststörung und Bulimie. In den letzten 3 Monaten waren von diesen Diagnosen jedoch nur die der einfachen Phobie und die der generalisierten Angststörung nachweisbar. Die sicheren DSM-III-R-Achse-II-Diagnosen (Persönlichkeitsstörung) waren die folgenden: 3 mit zwanghafter und 1 mit einer sich selbst schädigenden Persönlichkeitsstörung. An Sub-threshold-Diagnosen" der DSM-III-R-Achse-I konnten die folgenden gestellt werden: 8 mit "major depression", 3 mit einer generalisierten Angststörung, 2 mit einfacher Phobie und 1 Fall mit Alkoholmißbrauch. Nach DSM-III-R-Achse-II konnten die folgenden Sub-threshold-Persönlichkeitsstörungen festgestellt werden: 9 mit zwanghafter, 8 mit passiv-aggressiver, je 6 mit paranoider bzw. sich selbstschädigender, 4 mit schizotypischen, je 3 mit narzisstischer bzw. vermeidender, 2 mit schizoider und je 1 Proband mit histrionischer Persönlichkeitsstörung bzw. einer Borderlinestörung.

Die Familienanamnese ergab bei 3 der 4 (75%) SAD-Patienten eine Depression oder einen Alkohol-/Medikamentenmißbrauch bei Verwandten ersten Grades. Dieses Merkmal fand sich im Gegensatz dazu bei 3 von 14 (21%) S-SAD-Individuen und bei 2 der 23 (9%) Probanden, bei denen weder eine SAD noch deren subsyndromale Form gefunden wurde.

3.2.3 Erwartungen der Probanden von der Lichttherapie

Keiner der Probanden hatte je zuvor bereits eigene Erfahrungen mit der Lichttherapie gemacht, aber 45% der Probanden hatten schon einmal von dem Krankheitsbild der saisonal abhängigen Depressionsform (SAD) über Medien oder Freunde gehört. In der gesamten epidemiologischen Stichprobe konnte dieses Merkmal bei 47% der Bevölkerung erhoben werden, so daß man davon ausgehen kann, daß keine diesbe-

züglich besonders vorgebildeten Probanden zu der Teilnahme an der Lichttherapiestudie einwilligten.

Die vor der Behandlung gemessenen Erwartungen von der Lichttherapie waren
für die Gruppe mit HWL und GL vergleichbar und zeigten keine Korrelation mit dem
durch den Summenscore des HDRS bzw. anderer angewandter Depressionsskalen
gemessenen Behandlungserfolg (HDRS: HWL, r = .21, p = .36; GL, r = .20, p = .37).

3.2.4 Psychometrische Befunde während der Lichttherapie

Wie aus den Tabellen 19 und 20 ersichtlich ist, waren die Mittelwerte des HDRS-
Summenscores bei der Gesamtgruppe der mit HWL und der mit GL behandelten
Gruppen zu den Meßzeitpunkten vor Lichttherapie, nach 1 Woche Lichttherapie und
nach Entzug vergleichbar. Die statistische Prüfung der Differenzwerte zwischen den
Werten vor und nach Behandlung ergab bei der Gesamtgruppe keine signifikanten

Tabelle 19. Saisonalitätsscore, klinische Diagnose und Summenwerte der Hamilton-Depressionsskala
(HDRS) vor und nach Behandlung mit hellem weißem Licht (2500 Lux)

Nr.	Saisonalitäts-score	Klinische Diagnose	HDRS-Baseline	HDRS-Behandlung	HDRS-Entzug
1	0	-	3	5	1
2	0	-	7	7	1
3	1	-	13	11	14
4	1	-	3	2	0
5	1	-	1	3	0
6	3	-	→ 14	→ 0	1
7	3	-	3	3	2
8	4	-	4	5	4
9	6	-	8	6	5
10	7	-	5	7	1
11	7	S-SAD	→ 16	→ 3	9
12	7	S-SAD	6	1	4
13	8	S-SAD	→ 12	→ 2	8
14	8	S-SAD	5	6	0
15	9	S-SAD	7	0	0
16	9	S-SAD	7	0	0
17	9	-	2	0	6
18	13	S-SAD	→ 13	→ 4	8
19	15	SAD	21	24	8
20	17	SAD	→ 15	→ 7	9
	6.4 ± 4.9		8.1 ± 5.5	4.8 ± 5.4	4.4 ± 4.1

Nr, Fallnummer.
SAD, Saisonal abhängige Depression (Rosenthal et al., 1984).
S-SAD, subsyndromale SAD (Kasper et al., 1989a).
HDRS, Summenwert der Hamilton-Depressionsskala (Hamilton, 1967).
Pfeil zeigt einen positiven Behandlungserfolg an (Baseline-HDRS-Score über 10 und Absinken des
Wertes um mindestens 50%).

Tabelle 20. Saisonalitätsscore, klinische Diagnose und Summenwerte der Hamilton-Depressionsskala (HDRS) vor und nach Behandlung mit gedämpftem Licht (<300 Lux)

Nr.	Saisonalitäts-score	Klinische Diagnose	HDRS-Baseline	HDRS-Behandlung	HDRS-Entzug	
21	0	-	2	11	10	
22	1	-	2	4	1	
23	1	-	4	0	7	
24	1	-	7	7	7	
25	2	-	1	1	0	
26	3	-	2	1	0	
27	4	-	8	7	2	
28	5	-	8	7	8	
29	5	-	3	0	0	
30	6	S-SAD	6	5	0	
31	6	-	10	6	11	
32	7	-	4	1	1	
33	7	SAD	15	17	12	nach HWL: 6
34	8	S-SAD	7	2	1	(Cross-over)
35	8	S-SAD	6	4	3	
36	9	S-SAD	5	0	10	
37	10	SAD	12	11	18	nach GL:1
38	10	S-SAD	→10	→4	10	(Cross-over)
39	11	S-SAD	→12	→5	17	
40	13	S-SAD	4	0	8	
	5.9 ± 3.7		8.3 ± 4.0	5.0 ± 5.4	9.1 ± 6.0	

Nr, Fallnummer.
SAD, saisonal abhängige Depressionen (Rosenthal et al., 1984).
S-SAD, subsyndromale SAD (Kasper et al., 1989a).
HDRS, Summenwert der Hamilton-Depressionsskala (Hamilton, 1967).
Pfeil zeigt einen positiven Behandlungserfolg an (Baseline-HDRS-Score über 10 und Absinken des Wertes um mindesten 50 %).
HWL, helles weißes Licht; *GL*, gedämpftes Licht.

Unterschiede in den Summenwerten bzw. Subscores der folgenden Skalen: HDRS-Summenwert, 7-Item-Supplementskala, Hypomanieskala, Faktoren der POMS und der Weekly Mood Inventory.

Um den Effekt der Lichttherapie an einer Untergruppe der Probanden mit einem klinisch erkennbaren depressiven Syndrom zu überprüfen, wurde eine Gruppe gebildet, in der die Probanden vor Lichttherapie einen HDRS-Summenwert von mindestens 10 aufwiesen und nach Lichttherapie eine Reduktion von mindestens 50% zeigten. Der HDRS-Summenwert von 10 entspricht einem klinisch erkennbaren depressiven Syndrom, und die Abnahme von 50% findet sich als ein häufig angewandtes Kriterium bei der Effizienzkontrolle psychopharmakologischer Studien. Diese Einteilung ergab, daß 5 von 6 Probanden aus der Gruppe mit HWL und nur 2 von 5 Probanden aus der Gruppe mit GL diese Kriterien erfüllten. Die Fremdbeurteilung durch POMS (Faktor Depression) ergab bei allen 5 Probanden aus der Gruppe mit HWL, die ein günstiges therapeutisches Ansprechen zeigten (basierend auf den zuvor genannten HDRS-Kriterien), eine über 50%ige Besserung. Nur einer der beiden Probanden aus der Gruppe mit GL, der den oben angegebenen HDRS-Kriterien entsprach, zeigte auch einen entsprechenden Abfall durch die Selbstbeurteilung. Obwohl die geringe Fallzahl keine bedeutungsvolle Statistik zuläßt, ist daraus die Tendenz erkennbar, daß die Behandlung mit HWL der mit GL überlegen war.

Aus den Tabellen 19 und 20 kann man auch entnehmen, daß Probanden mit einem niedrigen Saisonalitätsscore meistens einen niedrigen HDRS-Summenscore aufwiesen und umgekehrt. Es bestand allerdings eine Ausnahme: eine Frau in der Gruppe mit HWL (Fall Nr. 6, vgl. Tabelle 19) wies einen niedrigen Saisonalitätsscore (3) auf und hatte einen relativ hohen HDRS-Summenscore von 14, und nach einwöchiger Therapie mit HWL fiel der Wert auf 0 ab. Probanden, die sowohl einen niedrigen Saisonalitätsscore als auch niedrige Depressionsratings aufwiesen, zeigten keine signifikanten positiven oder negativen Veränderungen unter Lichttherapie, gemessen durch die Selbst- und Fremdbeurteilungsinstrumente. Die meisten Probanden der zuletzt genannten Gruppe berichteten, daß sie keine Veränderung bemerkt hatten, aber es erscheint wichtig, die Erfahrung von 2 Probanden festzuhalten, die beide sowohl einen niedrigen Saisonalitätsscore als auch keine klinisch meßbare depressive Verstimmung aufwiesen. Diese beiden Probanden bemerkten an sich eine deutliche Unruhe nach der 2stündigen Therapie mit HWL und verglichen ihre Befindlichkeit mit einem Zustand, als ob sie zuviel Kaffee getrunken hätten. Derartige Nebenwirkungen wurden aus der Gruppe mit GL nicht berichtet.

In Tabelle 19 sind die Ergebnisse der Probanden dargestellt, die mit HWL behandelt wurden. Die Einzelfallanalyse zeigt, daß eine SAD-Patientin eine Reduktion des HDRS-Summenscores von mehr als 50% aufwies (Fall Nr. 20), während die einzige andere SAD-Patientin dieser Gruppe (Fall Nr. 19) keine Veränderung erkennen ließ. Die letztgenannte Patientin berichtete, daß sie mit dem Effekt der Lichttherapie in den Morgenstunden zufrieden war, daß jedoch die therapeutische Wirkung im Ablauf des Tages wieder zurücktrat. Im Gegensatz dazu zeigte keiner der beiden SAD-Patienten in der Gruppe mit GL einen Behandlungserfolg (Fall Nr. 33 und 37, vgl. Tabelle 20). Diese beiden letztgenannten Patienten wurden anschließend an die Behandlung mit GL im Sinne eines Cross-over-Designs mit HWL behandelt, und es ist dabei hervorhebenswert, daß die Beurteiler hinsichtlich der Vorgeschichte und der Gruppeneinteilung "blind" blieben. Bei beiden SAD-Patienten kam es unter der Behandlung mit HWL zu einer deutlichen Besserung von einer über 50%igen Abnahme der Werte im HDRS Summenscore. Die Ergebnisse, die durch die Selbstbeurteilung der POMS gewonnen wurden, waren mit denen der HDRS vergleichbar.

Da bei der Studienplanung aufgrund der in der Literatur vorliegenden Ergebnisse und aufgrund eigener Erfahrungen die Hypothese aufgestellt wurde, daß die Gruppe der SAD-Patienten und deren subsyndromalen Form (S-SAD) auf die Therapie mit HWL besser ansprechen wird als auf die Therapie mit GL, erfolgte eine Auswertung dieser Untergruppe (9 Probanden in jeder Gruppe). In Abb. 18 ist das Ergebnis der HDRS-Differenzwerte (HDRS vor vs. nach Behandlung) für die SAD-Patienten und deren subsyndromale Form (S-SAD) dargestellt. Da die Probanden der beiden Behandlungsbedingungen (HWL bzw. GL) u.a. auch hinsichtlich der Diagnosen (SAD oder S-SAD) parallelisiert waren, befanden sich in jeder dieser beiden Unter-

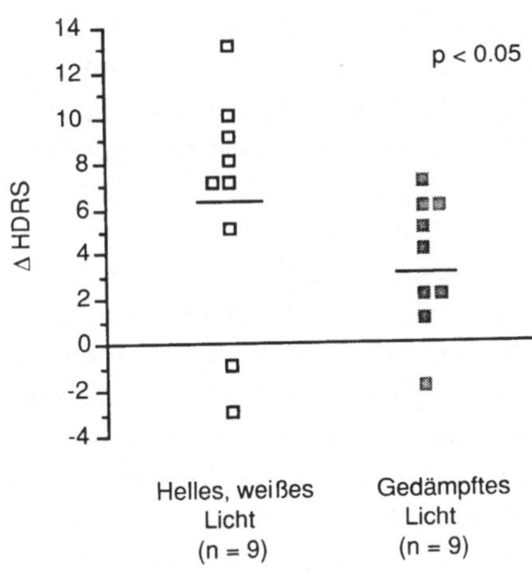

Abb. 18. Ergebnisse der einwöchigen Lichttherapiestudie mit hellem weißem Licht verglichen mit gedämpftem Licht bei der Gruppe von Winter-SAD-Patienten und deren subsyndromalen Form. Die Signifikanztestung wurde mit Mann-Whitney-U-Test durchgeführt (p < 0.05). Δ *HDRS*, Differenzwert zwischen dem Summenscore des HDRS (Hamilton-Depressionsskala; Hamilton, 1967) vor und nach der Behandlung. Positive Werte zeigen eine Befundverbesserung und negative Werte eine Verschlechterung an. Die *horizontalen Linien* zeigen die Gruppenmittelwerte an

gruppen 2 SAD-Patienten und 7 S-SAD-Individuen. Die therapeutische Intervention ließ im Gruppenvergleich erkennen, daß die Behandlung mit HWL der mit GL signifikant überlegen war (Mittelwerte ± SD des Δ-HDRS-Summenscores vor vs. nach Behandlung: HWL = 6.1 ± 5.1, GL = 3.3 ± 2.9; Mann-Whitney-U-Test, p < 0.05).

Obwohl die Ausgangswerte des HDRS-Summenscores zwischen den beiden Gruppen statistisch nicht unterschiedlich waren (HWL = 11.3 ± 5.4, GL = 8.6 ± 3.8; p = 0.23) ist bemerkenswert, daß bei beiden Gruppen auch nach der Therapie ein vergleichbarer HDRS-Summenscore (HWL = 5.1 ± 4.1, GL = 5.3 ± 5.5) gemessen wurde. Dies läßt daran denken, daß die relativ höhere Depressivität in der HWL-Gruppe für den Unterschied in den Differenzwerten der beiden Gruppen verantwortlich sein könnte. Andererseits ist jedoch bemerkenswert, daß die Besserung bei der HWL-Gruppe noch nach 1 Woche nach Absetzen der Lichttherapie (Entzugswoche) nachweisbar war (HDRS-Summenscore: 5.1 ± 3.8), während bei der GL-Gruppe wieder vergleichbare Werte zur Ausgangssituation gemessen wurden (HDRS-Summenscore: 8.7 ± 6.1). Die Ergebnisse der Selbstbeurteilung (POMS, Faktor Depression und Müdigkeit) zeigten eine Tendenz in die gleiche Richtung wie der HDRS-Summenscore (Δ-Depression POMS: HWL = 3.2 ± 6.1, GL = 1.2 ± 3.6; Δ-Müdigkeit POMS: HWL = 4.1 ± 9.2, GL = 2.8 ± 4.0). Die Differenzwerte der Supplementskala sowie die anderen Faktoren der POMS, als die zuvor genannten, diskriminierten zwischen diesen beiden Gruppierungen nicht.

3.2.5 Hypomanische Verstimmung unter Lichttherapie bei einem Patienten mit einer bipolaren Störung

Bei der unter Randomisierungsbedingungen erhobenen Stichprobe wurde auch ein Patient mit einer bipolaren Störung (DSM-III-R; American Psychiatric Association,

1987) gezogen. Dieser Patient wies einen auch für die Allgemeinbevölkerung unterdurchschnittlich niedrigen Saisonalitätsscore mit einem Wert von 2 auf. Der Patient wurde zum Zeitpunkt der Untersuchung mit Lithiumcarbonat (900 mg/Tag) behandelt und hatte die psychiatrische Vorgeschichte von 2 hospitalisierungsbedürftigen Manien und einer depressiven Episode. Die täglich ausgefüllten Befindlichkeitsskalen zeigten, daß sich die hypomanischen Symptome bereits 2 Tage nach Beginn der Lichttherapie einstellten. Der Patient begann mit Freunden zu streiten, fuhr übermäßig schnell mit seinem Auto und bemerkte an sich auch die gehobene Stimmung, die er von sich noch von der Zeit vor dem Ausbruch der früheren manischen Phasen kannte. In der Untersuchung zeigte sich eine gereizt-gehobene Stimmung, Gedankenflucht, das Bedürfnis zu vermehrtem sozialem Kontakt sowie vermehrtes impulshaftes Handeln. Der Patient hatte jedoch noch Einsicht in sein Verhalten, und es konnte mit ihm vereinbart werden, daß die Lichttherapie daraufhin abgebrochen wurde; 1 Woche nach Beendigung der Lichttherapie konnte wieder ein zur Ausgangslage vergleichbarer Befund erhoben werden. Im Rahmen dieser hypomanischen Verstimmung kam es bei dem Patienten zu keinen Schlafstörungen, und es war auch keine zusätzliche Medikation oder eine Erhöhung der Lithiumdosis notwendig.

3.3 Diskussion

In der vorliegenden Studie wurde der Effekt der Lichttherapie in einer Gruppe von Probanden untersucht, die hinsichtlich der Verteilung der saisonalen Verhaltens- und Befindlichkeitsveränderungen (Saisonalität) mit dem einer randomisierten Stichprobe der Allgemeinbevölkerung vergleichbar war. Aufgrund der aus dieser Zusammensetzung resultierenden kleinen Stichprobe von Probanden, die ein klinisch meßbares depressives Syndrom aufwiesen, das in den meisten Fällen mit einer hohen Saisonalität in Verbindung stand, müssen die Daten auf einer explorativen Ebene (Abt, 1987) diskutiert werden und bedürfen einer Bestätigung durch weitere Untersuchungen. Die Ergebnisse dieser Studie legen jedoch den Schluß nahe, daß die Art der Lichttherapie, die bei SAD-Patienten erfolgreich angewandt wurde, in der Allgemeinbevölkerung nur dann sinnvoll ist, wenn entweder das Syndrom einer Herbst-Winter-SAD oder das deren subsyndromalen Form vorliegt. Da die Probanden der beiden letztgenannten Gruppen auch eine depressive Symptomatologie aufwiesen, kann aufgrund dieser Untersuchung nicht entschieden werden, ob das Merkmal Depressivität oder Saisonalität entscheidend für das Ansprechen auf Lichttherapie ist. Die in der Literatur (zur Übersicht: Kasper et al., 1988c) angegebenen Erfolge der Lichttherapie bei depressiven Syndromen ohne ein vorliegendes Muster der Herbst-Winter-Verschlechterung der Befindlichkeit lassen jedoch vermuten, daß eher das Merkmal der Saisonalität als das der Depressivität für das Ansprechen auf Lichttherapie entscheidend ist. Probanden, bei denen weder Herbst-Winter-Schwierigkeiten bestehen noch eine depressive Symptomatik vorliegt, scheinen jedoch von dieser Anwendung nicht zu profitieren, wie es etwa eine bessere Konzentrationsleistung oder eine höhere Vitalität darstellen würde.

Die Ergebnisse dieser Untersuchung, die an einer Stichprobe der Allgemeinbevölkerung gewonnen wurden, stehen in Übereinstimmung mit denen der vorangegangenen Untersuchungen (zur Übersicht vgl. Kasper et al., 1988c), die an Patienten
erhoben wurden, die entweder von niedergelassenen Ärzten überwiesen oder durch
Zeitungsannoncen gewonnen wurden. Man kann daher sowohl für behandelnde Ärzte
als auch für psychohygienische Überlegungen, die im öffentlichen Gesundheitswe-
sen angestellt werden, die Empfehlung aussprechen, daß die Indikation für eine
Lichttherapie nur dann sinnvoll erscheint, wenn saisonal abhängige Schwierigkeiten
mit einem Herbst-Winter-Maximum vorliegen. Ob die Lichttherapie auch bei einem
depressiven Syndrom anderer Genese erfolgreich eingesetzt werden kann, bleibt
dahingegen noch zu prüfen und kann aufgrund der in dieser Studie gewählten
Untersuchungsanordnung nicht beurteilt werden.

3.3.1 Diskussion der Stichprobengewinnung und Zusammensetzung

Ein Ziel dieser Untersuchung war es, eine Stichprobe zu gewinnen, die dem Merkmal
der *"Saisonalität"* nach mit der Allgemeinbevölkerung vergleichbar ist. Dies ist für
ein klinisches Therapieverfahren ein eher ungewohnter und selten praktizierter
Ansatz. Die Probanden der bisher vorliegenden Studien wurden immer entweder über
Zeitungsannoncen oder durch Überweisungen von Arztpraxen gewonnen. Da jedoch
ein großer Anteil der Bevölkerung über saisonale Befindlichkeitsschwankungen
berichtet (vgl. Kap. 2), lag es nahe zu erforschen, wie hoch der Anteil in der
Bevölkerung anzusetzen ist, der auf Lichttherapie anspricht.
Ein Problem dieser Untersuchung lag sicherlich darin, daß es nur schwer möglich
war, die Probanden zu gerade dem Zeitpunkt der Lichttherapie zuzuführen, zu dem
sie die für sie am deutlichsten ausgeprägteste Symptomatologie aufwiesen. Aufgrund
einer gut dokumentierten longitudionalen Untersuchung eines SAD-Patienten (Rosenthal et al., 1989b) sowie eigener klinischer Erfahrungen kann man jedoch annehmen, daß die depressive Symptomatik bei dieser Gruppe von Patienten auch im
Verlauf des Herbstes und des Winters schwankt. Um dies näher zu erklären, sind die
Erfahrungen der SAD-Ambulanz am NIMH berichtenswert. Alle dort registrierten
SAD-Patienten werden den gesamten Winter über engmaschig, meistens in einem
Abstand von 2 Wochen, von den Therapeuten gesehen und nur dann in ein Therapieprogramm aufgenommen, wenn die psychopathologischen Messungen einen vorher
festgesetzten Grenzwert depressiver Symptomatik überschreiten. Dadurch ist eine
homogene Zusammensetzung der Stichprobe hinsichtlich der Symptomausprägung
gewährleistet. Da in der vorliegenden Untersuchung jedoch nur die Monate Januar
und Februar als Behandlungsmonate zur Verfügung standen und das Therapieprogramm an die zeitlichen Verpflichtungen der Probanden angepaßt werden mußte,
konnten die Probanden nicht immer gerade dann studiert werden, wenn sie das
Maximum der depressiven Symptomatologie erreicht hatten. Der individuelle Beginn
der Studie wurde daher für jeden Probanden bereits nach Aufnahme in die Studie
festgelegt. Die heterogene Zusammensetzung der Stichprobe bezüglich der Diagnostik und der Umstand, daß nicht jeweils die stärkste Ausprägung der Depressivität

abgewartet werden konnte, haben sicherlich dazu geführt, daß die Unterschiede zwischen den Gruppen der mit HWL und GL behandelten Probanden nicht so deutlich ausgeprägt waren, wie es aufgrund der in der Literatur publizierten Ergebnisse zu erwarten gewesen wäre (vgl. Tabelle 6).

3.3.2 Diskussion der Effekte der Lichttherapie mit hellem weißem Licht (HWL)

Die Behandlung mit HWL war bei einem der beiden SAD-Patienten und bei 6 der 7 S-SAD-Individuen erfolgreich. Die Verbesserung des HDRS-Summenscores bei einem der SAD-Patienten um mehr als 50%, nach 2stündiger Behandlung mit HWL am Morgen, steht in Übereinstimmung mit der Literatur (vgl. Tabelle 6). Der positive Behandlungseffekt der beiden SAD-Patienten, die von der Behandlungssituation mit GL auf die mit HWL übergewechselt wurden, ist ebenfalls in der Literatur beschrieben. Dabei ist hervorzuheben, daß in den publizierten Fällen auch der Effekt der Reihenfolge der Behandlungsanordnung kontrolliert wurde (Kasper et al., 1988c), was in der vorgelegten Untersuchung unberücksichtigt blieb. Aufgrund der praktischen Richtlinien bei der Lichttherapie kann man davon ausgehen, daß sich bei der einen SAD-Patientin, die keinen über den Tag anhaltenden positiven Effekt der Lichttherapie mit HWL zeigte, vielleicht eine Verbesserung eingestellt hätte, wenn entweder zur Mittagszeit oder zur Abendzeit eine weitere Lichtexposition stattgefunden hätte. Der positive Effekt der Lichttherapie mit HWL bei den Probanden mit einer S-SAD deckt sich ebenfalls mit den Erfahrungen, die bereits zuvor in der Literatur beschrieben wurden (Kasper et al.,1989a).

Die Ergebnisse der vorgelegten Studie können jedoch nicht dafür herangezogen werden, die therapeutische Effektivität des HWL gegenüber der Kontrollsituation mit GL zu belegen. Dafür war das Untersuchungsdesign nicht angelegt, da geplant wurde, eine Population zu untersuchen, die eine kontinuierliche Verteilung des Merkmals der Saisonalität von einer geringen bis zu einer deutlichen Ausprägung, wie sie eben bei der Allgemeinbevölkerung gefunden werden kann, aufweist. Die statistische Auswertung der Untergruppe von Probanden mit einem erhöhten Saisonalitätsscore erbrachte, wahrscheinlich aufgrund der geringen Fallzahl, ebenso nur Hinweise für das bessere Ansprechen von HWL gegenüber GL. Obwohl die gemessenen Erwartungen von der Therapieform keinen Zusammenhang mit dem Behandlungserfolg ergaben, kann man nicht ausschließen, ob nicht die hellere Intensität während der Behandlung per se eine höhere Plazebowirkung entfaltet hat und damit die in dieser Untersuchung gefundene Tendenz des besseren Ansprechens auf die Therapie mit HWL erklärbar wäre. Bei der Beurteilung der Ergebnisse der Lichttherapie bei der Untergruppe der SAD-Patienten und deren subsyndromalen Form muß auch berücksichtigt werden, daß die mit HWL behandelte Gruppe im Vergleich zu der Gruppe, die GL erhielt, unter einem klinischen Gesichtspunkt eine Tendenz zu höheren Depressionswerten aufwies. Dadurch bestand evtl. die Möglichkeit, daß die Gruppe der mit HWL behandelten Probanden eine größere Chance hatte, sich zu verbessern, als die Gruppe der mit GL behandelten Probanden, was in der Literatur als Regressionsphänomen diskutiert wird.

3.3.3 Diskussion der Effekte der Lichttherapie mit gedämpftem Licht (GL)

Die Therapie mit GL hatte bei den beiden SAD-Patienten keinen Erfolg. Nachdem diese beiden Patienten in die Gruppe mit HWL überwechselten (Cross-over-Design), wiesen sie jedoch einen deutlichen Behandlungserfolg auf. Es liegt bis jetzt keine Studie vor, in der der Effekt des GL bei S-SAD-Individuen untersucht wurde. Da SAD-Patienten signifikant besser auf die Therapie mit HWL als auf GL ansprechen und da S-SAD-Individuen als eine geringer ausgeprägtere Form der SAD-Patienten angesehen werden können, war unerwartet, daß 4 der 7 S-SAD-Individuen auf die Exposition mit GL einen positiven Effekt erkennen ließen. Die Ergebnisse könnten darauf hinweisen, daß die Gruppe der S-SAD-Individuen evtl. lichtempfindlicher sind als die Gruppe der SAD-Patienten. Diese Annahme könnte durch die klinische Beobachtung gestützt werden, die erkennen läßt, daß diese Gruppe den Lichtmangel in den Herbst und Wintermonaten besser erträgt als SAD-Patienten und daß sie dabei auch eine geringer ausgeprägte Symptomatologie aufweisen. Es wäre daher logisch, wenn diese Gruppe auch bereits von einer Lichtquelle mit einer geringeren Lichtstärke profitieren würde, wie es die Situation mit GL in der vorliegenden Untersuchung darstellt. Sicherlich muß man jedoch auch dem Palzeboeffekt bei der Behandlung mit GL einen wichtigen Platz einräumen, was dann die letztere Annahme wieder relativieren würde.

3.3.4 Diskussion der Effekte der Lichttherapie bei Probanden ohne retrospektiv berichtete saisonale Befindlichkeitsschwankungen

Bei der Gruppe ohne retrospektiv berichtete Saisonalität und ohne eine aktuelle Depressivität konnten unter der Lichttherapie mit HWL weder durch die objektive Beurteilung anhand der HDRS, die an einer klinischen Population validiert ist, noch durch die Selbstbeurteilung (POMS), die zur Beurteilung von longitudionalen Befindlichkeitsmessungenan an gesunden Probanden geeignet ist, positive oder negative Veränderungen gemessen werden. Die fehlenden Veränderungen durch die HDRS sind nicht verwunderlich, da die Probanden keine depressive Symptomatologie aufwiesen. Zur Beurteilung der Befindlichkeitsveränderungen muß bei dieser Gruppe daher die Selbstbeurteilungsskala POMS herangezogen werden, die für die Anwendung an einem nichtpsychiatrischen Klientel geeignet ist (Mc Nair et al., 1981). Die Ergebnisse dieser Skala ließen auch in den verschiedenen Bereichen wie Müdigkeit, Tatendrang sowie Spannung keine signifikanten Verbesserungen oder Verschlechterungen erkennen. Die insgesamt stabilenWerte unter Lichttherapie bei der Gruppe ohne retrospektiv berichtete saisonale Veränderungen und ohne aktuelle Depressivtät sind im Einklang mit den Untersuchungen von Rosenthal et al. (1987c) und Kasper et al. (1989a), stehen jedoch im Gegensatz zu denen von Wirz-Justice et al. (1986)

und Dietzel et al. (1986), die beide einen positiven Effekt der Lichttherapie auch bei gesunden Kontrollen finden konnten. Während in den Untersuchungen von Rosenthal et al. und Kasper et al. bei den Studienteilnehmern auch der Grad der Saisonalität erhoben wurde, liegt diese Information bei den Studien von Wirz-Justice et al. und Dietzel et al. nicht vor. Die Ergebnisse der letztgenannten Untersuchungen wären mit den Ergebnissen dieser Studie und denen von Rosenthal et al. und Kasper et al. vergleichbar, wenn sich herausstellen würde, daß auch Probanden mit einer S-SAD-Symptomatik eingeschlossen wurden.

Vereinzelt finden sich in der Literatur Hinweise dafür, daß die Lichttherapie auch bei den nichtsaisonal abhängigen Depressionen erfolgreich eingesetzt werden kann. Die einzige Patientin (Fall Nr.: 6, Tabelle 23) dieser Untersuchung, die ein depressives Syndrom aufwies, jedoch nicht als SAD-Patientin angesehen werden konnte, profitierte ebenfalls von der Lichttherapie mit HWL. Im Zusammenhang mit den Ergebnissen aus der Literatur ergibt sich daraus der Hinweis, daß die Lichttherapie mit HWL auch bei einem depressiven Syndrom ohne ein eindeutiges saisonal abhängiges Muster eingesetzt werden kann.

3.3.5 Diskussion der kontrollierten Bedingungen unter Lichttherapie

Bei der Beurteilung der Wirksamkeit der Lichttherapie ist ein bedeutsamer Faktor, daß dafür keine "Doppelblindbedingungen" hergestellt werden können, da die "Bedingung der Lichttherapie für den Patienten sichtbar sein muß". Als Kontrollbehandlungen wurden in den bis jetzt publizierten Studien meistens Lichtquellen von einer unterschiedlichen Intensität oder Wellenlänge gewählt, wobei jeweils die besten Ergebnisse mit HWL bzw. grünem Licht erreicht werden konnten. In einer Untersuchung wurde auch die Verabreichung über das Auge im Vergleich zu der über die Haut als Kontrollbehandlung eingesetzt (Wehr et al., 1987b), und es zeigte sich, daß die erstere der letzteren signifikant überlegen war. Bei SAD-Patienten stellt die am meisten angewandte Kontrollsituation die Behandlung mit GL dar, womit deutlich schlechtere Behandlungsergebnisse als mit HWL gefunden werden können (vgl. Tabelle 6).

Aufgrund dieser dargestellten eingeschränkten Möglichkeit einer Kontrollbehandlung und dem Umstand, daß die Behandlung mit Lichttherapie für einen Großteil der Patienten eine plausible Therapie darstellt, ist es wichtig, schon vor der Lichttherapie die damit verbundenen Erwartungen festzuhalten und diese dann mit dem Behandlungserfolg in Beziehung zu setzen. In der vorliegenden Untersuchung konnte weder in der Gruppe mit HWL noch in der Gruppe mit GL eine signifikante Korrelation mit den vor der Behandlung gemessenen Erwartungen und dem Therapieerfolg gefunden werden. Dies bestätigt die Ergebnisse der vorangegangenen Lichttherapiestudien, bei denen ebenfalls die Erwartungen gemessen wurden und die keine Korrelation mit dem Therapieerfolg erkennen ließen (Kasper et al., 1988a). In diesem Zusammenhang ist besonders hervorhebenswert, daß die Beurteiler des Behandlungserfolges in bezug auf die Vorgeschichte und die Behandlungssituation *"blind"* sein müssen, um den Anteil des "Untersucherbias" auszuschalten. Um den

Plazeboeffekt zu kontrollieren (Möller u. Benkert, 1980) sind weitere Studien notwendig bei denen z.B. eine Gruppe von Patienten gar keine "Lichtanwendung" erhält und im Sinne der "Plazeboattention" einer anderen Modalität zugeführt werden. Diese Modalität sollte jedoch keine Umstände beinhalten, von denen auch selbst antidepressive Eigenschaften erwartet werden können, wie es z.B. die Veränderung der motorischen Aktivität darstellen würde. Die Durchführung der Kontrollstudien wird an Schwierigkeiten noch zunehmen je bekannter die Lichttherapie wird und je "gebildeter" die Patienten sind, die für die Teilnahme an einem Lichttherapieprojekt gewonnen werden können.

3.3.6 Diskussion des Zeitpunkts der Verabreichung der Lichttherapie

Die Bedeutung des Zeitpunkts der Verabreichung der Lichttherapie ist nach wie vor ein in der Literatur kontrovers diskutierter Bereich. Lewy et al. (1987) heben hervor, daß es bei der Behandlung von SAD-Patienten wichtig ist, diese in den Morgenstunden durchzuführen, da dadurch eine angenommene, zurückverschobene Phasenposition des zirkadianen Rhythmus korrigiert werden soll. Andererseits wird jedoch von der Gruppe am NIMH (Skwerer et al., 1988) eher ein photochemisches Modell propagiert, das zwar einräumt, daß möglicherweise in den Morgenstunden eine größere Lichtsensitivität bestehen kann, daß jedoch der Hauptmechanismus der Lichttherapie wahrscheinlich darin zu liegen scheint, daß dadurch eine den SAD-Patienten zugrundeliegende, biochemische Störung korrigiert wird. In dieser Untersuchung wurde vorwiegend aus praktischen Gründen eine 2stündige Behandlung in den Morgenstunden gewählt, da von der Annahme ausgegangen wurde, daß dadurch die größte Anzahl der Teilnehmer, die aus der Stichprobe der Allgemeinbevölkerung (n = 416) anhand verschiedener Ein- und Ausschlußkriterien ausgewählt wurden, gewonnen werden kann. Darüber hinaus konnte man damit auch aufgrund der in der Literatur publizierten Ergebnisse erwarten, daß die Zielpopulation der SAD und deren subsyndromalen Form behandelbar ist. Es wäre wünschenswert, wenn zukünftige Studien klären würden, ob zu anderen Tageszeiten im Vergleich zu den Morgenstunden entweder eine längere Dauer und/oder eine höhere Intensität nötig ist, um den gleichen Effekt zu erzielen. Ein positives Ergebnis dieser Art würde neben einem chronobiologischen Wirkmechanismus auch einen solchen nahelegen, der von einer notwendigen Lichtintensität für die therapeutische Wirksamkeit ausgeht.

3.4 Schlußfolgerung

Die Ergebnisse dieser Studie unterstützen die Hypothese, daß die Lichttherapie, die in der Behandlung von SAD-Patienten erfolgreich eingesetzt werden kann, nur bei dem Anteil der Bevölkerung eine positive Wirkung zu entfalten scheint, der über Schwierigkeiten im Herbst und/oder Winter klagt. Da diese Untersuchung jedoch nur an einer kleinen Stichprobe durchgeführt wurde, kann eine Verallgemeinerung der

Ergebnisse auf die Allgemeinbevölkerung nur mit Vorbehalt erfolgen. Wenn die Resultate dieser Studie jedoch auch von anderen Untersuchungsgruppen bestätigt werden, kann dies auch von einem gesundheitspolitischen Interesse sein. Einerseits besteht dadurch die Hoffnung, daß Menschen der Bevölkerung charakterisiert werden können, bei denen man berechtigt annehmen darf, daß sie von einer erhöhten Beleuchtungsintensität profitieren würden. Andererseits kann dadurch auch eine gesundheitspolitische Aufklärung erfolgen, wenn z.B. Pläne zur Diskussion stehen würden, die zum Ziel hätten, öffentliche Gebäude im Winter mit einer erhöhten Beleuchtungsintensität auszustatten, ähnlich wie es z. B. in einem anderen Bereich zu einer Umschaltung von der Sommer- auf die Winterzeit geschehen ist. Der letztere Punkt ist insofern von Bedeutung, da in dieser und in einer vorangegangenen Untersuchung (Kasper et al., 1989a) gefunden wurde, daß eine erhöhte Beleuchtungsintensität nicht für jeden Menschen vorteilhaft ist.

4 Saisonale Veränderungen biologischer Variablen

Obwohl z. T. deutliche saisonal abhängige Veränderungen biologischer Variablen beim gesunden Menschen beschrieben sind, liegen vergleichsweise nur wenige Untersuchungen bei psychiatrischen Patienten vor. Neben der vorgegebenen endogenen Rhythmik, die nur unter zeitgeberfreien Bedingungen erfaßt werden kann (Wever, 1979; Czeisler et al., 1989), werden saisonal abhängige biologische Variablen wahrscheinlich vorwiegend durch Veränderungen der physikalischen Umwelt mitbestimmt. Die offenkundigsten physikalischen Besonderheiten, die für die verschiedenen Jahreszeiten in der gemäßigten geographischen Zone charakteristisch sind, betreffen dabei vorwiegend das Licht und die Umgebungstemperatur. Diesen beiden Einflußgrößen muß daher bei der Beurteilung der Saisonalität biologischer Variablen besonders Rechnung getragen werden. Auf die Bedeutung der Lichtverhältnisse für die seelische Gesundheit wurde bereits im Rahmen der Besprechung der Lichttherapie ausführlich eingegangen (vgl. 1.6). Die andere, neben der Photoperiode, relativ einfach faßbare Begleitgröße der jahreszeitlichen Veränderungen, die Umgebungstemperatur, wurde im Vergleich zu dem Einfluß des Lichts auf die Befindlichkeit jedoch nur vereinzelt diskutiert (Wehr et al., 1989; Kasper et al., 1989d). Im folgenden und in Tabelle 2 sind die für die psychiatrische Forschung z. Z. relevant erscheinenden saisonalen Veränderungen biologischer Variablen anhand einer Auswahl der vorliegenden Literatur zusammengefaßt, und anschließend werden unter 4.6.2 eigene Ergebnisse zur zellulären Immunität der Saisonalität und deren Veränderung durch die Lichttherapie dargestellt.

4.1 Hormone

Saisonale Untersuchungen der Hypothalamus-Hypophysen-Schilddrüsen-Achse (HHT-Achse) zeigen, daß die höchsten Werte von Trijodthyronin (T3), Tetrajodthyronin (T4) und Thyreotropin (TSH) im Herbst und Winter und die niedrigsten Werte im Sommer gemessen werden können (Smals et al., 1977; Mc Lellan et al., 1979; Perez et al., 1980; Konno u. Morikawa, 1982; Guaguano et al., 1984; Harrop et al., 1985). Die TSH-Sekretion nach Stimulation mit dem Tyreotropin-releasing-Hormon (TRH) unterliegt aufgrund der Untersuchung von Harrop et al. (1985) ebenso einer jahreszeitlichen Schwankung, wobei höhere Stimulationswerte im Winter gefunden wurden. Es ist jedoch erwähnenswert, daß dies von einer Reihe anderer Untersucher (Konno, 1978; Konno u. Morikawa, 1982; Hamada et al., 1984) nicht bestätigt werden konnte. Während die TSH Stimulierung in der Studie von Harrop et al. (1985) durch 200 µg TRH bewirkt wurde, haben die letztgenannten Untersuchungen 500 µg TRH angewandt. Dies weist darauf hin, daß die thyreotrophen Zellen der Hypophyse möglicherweise einer saisonal abhängigen Sensibilität unterliegen, die jedoch nur dosisabhängig erfaßt werden kann.

Die meisten Untersuchungen der *Hypothalamus-Hypophysen-Nebennierenrinden-Achse* zeigen im Winter, im Vergleich zu den übrigen Jahreszeiten, höhere Kortisolwerte. In einer sorgfältig über den Verlauf von 16 Jahren durchgeführten Einzelfallstudie konnten Halberg et al. (1965) darstellen, daß das im Urin gemessene 17-Hydroxycorticosteron einen saisonalen Rhythmus aufweist, wobei der Gipfel im Spätherbst und beginnenden Winter liegt, und die geringsten Werte im Frühjahr gemessen werden können. Bei depressiven Patienten wurde dahingegen eine Aufhebung der zirkannualen Periodizität des Kortisolsekretionsmusters beschrieben (Kathol, 1985). Ebenso scheinen die Ergebnisse des Dexamethasonsuppressionstests bei depressiven Patienten einem jahreszeitlichen Rhythmus zu unterliegen. Swade et al. (1987) berichteten, daß die Postdexamethason-Kortisolkonzentrationen in den Wintermonaten (November - Februar) im Vergleich zu dem Rest des Jahres deutlich niedriger waren.

Obwohl die Sekretion von *Melatonin* vielfach im Zusammenhang mit zirkadianen Störungen diskutiert wurde, liegen noch keine definitiven Untersuchungen über dessen jahreszeitliches Sekretionsmuster vor. Untersuchungen des Melatoninabbauprodukts 6-Hydroxymelatonin im Urin (Wirz-Justice et al., 1978; Martikainen et al., 1985; Birau, 1981) sowie Post-mortem-Studien (Smith et al., 1981) lassen eine bimodale Verteilung mit einem Gipfel im Januar und Juli vermuten. Gegenwärtig wird eine von Wetterberg (Karolinska Institut Schweden) geleitete Multicenterstudie durchgeführt, bei der gesunde Kontrollen in verschiedenen geographischen Zonen untersucht werden, die zur Lösung dieser Frage beitragen werden. Erste Ergebnisse von Fanget et al (1990), die an 5 manisch-depressiven Patienten gewonnen wurden, zeigten keine jahreszeitliche Variabilität der Melatoninsekretion. Die Untersuchung von Thompson et al. (1990) läßt jedoch erkennen, daß SAD-Patienten im Vergleich zu gesunden Kontrollen eine signifikante saisonale Variabilität der lichtabhängigen nächtlichen Melatoninsupprimierbarkeit aufweisen. Bei SAD-Patienten bestand in dieser Untersuchung eine Hypersensitivität im Winter und eine Hyposensitivität im Sommer. Die jahreszeitlich abhängigen Sensitivitätsunterschiede sind insofern von Bedeutung, da von Lewy et al. (1981) gezeigt werden konnte, daß bei depressiven Patienten eine Hypersensitivität der lichtabhängigen, nächtlichen Melatoninsekretion besteht. Dieses Phänomen konnte von Nurnberger et al. (1988) auch für gesunde Verwandte von depressiven Patienten gezeigt werden. Die Untersuchungen von Lam et al. (1990) sowie die von Cummings et al. (1989) lassen jedoch keine derartigen Unterschiede zwischen depressiven Patienten und gesunden Kontrollen erkennen. Daß der Melatoninsekretion bei SAD-Patienten keine so zentrale Bedeutung zukommt, wie ursprünglich angenommen, zeigen auch die Ergebnisse zur Lichttherapie. Nach einer 10tägigen Lichttherapie konnten sowohl bei SAD-Patienten (Kasper et al., im Druck) als auch bei Nicht-SAD-Depressionen (Rao et al., 1990) keine Veränderungen der Melatoninprofile im Vergleich zum Ausgangsbefund gemessen werden. Ebenso beeinflußte die morgendliche bzw. nächtliche Melatoningabe die Befindlichkeit der SAD-Patienten nur unwesentlich (Wirz-Justice et al., 1990).

Während die *Prolaktinsekretion* beim männlichen Geschlecht keine saisonale Rhythmik aufzuweisen scheint, wurden bei Frauen höhere Werte im Winter und Frühjahr, verglichen mit dem Sommer, beschrieben (Haus et al., 1980; Touitou et al., 1983). Da die Prolaktinsekretion in enger Wechselwirkung mit den für die Pathophysiologie von Depressionen wichtigen Neurotransmittern Dopamin und Serotonin steht, erscheint dessen jahreszeitliche Varianz auch für depressive Patienten von Bedeutung zu sein. Es liegen jedoch keine jahreszeitlichen Prolaktinprofile an depressiven Patienten vor, die eine Stellungnahme dazu erlauben.

Für die *Wachstumshormonsekretion (HGH)* konnte bei gesunden Probanden keine saisonale Veränderung gefunden werden (Weitzman et al., 1975). Da die HGH-Sekretion jedoch schlafabhängig sezerniert wird und Menschen im Winter mehr schlafen (vgl. Tabelle 14), erscheint es möglich, daß zukünftige Studien, bei denen zirkadiane HGH-Profile gemessen werden, eine Tendenz zu höheren Werten im Winter erkennen lassen.

4.2 Neurotransmitter

Unter den Neurotransmittern ist die saisonale Fluktuation von Serotonin (5-HT) am ausführlichsten untersucht worden. In der Post-mortem-Studie von Carlsson et al. (1980) konnten die niedrigsten 5-HT-Werte im Winter und die höchsten im Herbst dargestellt werden. Das 5-HT-Abbauprodukt 5-Hydroxyindolessigsäure zeigte im Liquor cerebrospinalis in 2 voneinander unabhängigen Studien (Wirz-Justice, 1978; Brewerton et al., 1988) die niedrigsten Werte im Frühjahr und die höchsten im Sommer und Herbst. Widersprüchliche Ergebnisse konnten für die 5-HT-Wiederaufnahmerate (Arora et al., 1984) und die $[^3H]$-Imipraminbindung an Blutplättchen (Arora u. Meltzer, 1988) gefunden werden. Interessant sind in diesem Zusammenhang die Befunde der Gruppe um Egrise et al. (1986), die bei gesunden Kontrollen keine saisonalen Variationen der $[^3H]$-Imipraminbindung an den Blutplättchen fanden, jedoch bei depressiven Patienten signifikant niedrigere Werte im Mai und September beobachteten. Dies könnte für die Gruppe der depressiven Patienten auf eine erhöhte Sensibilität für Veränderungen in der physikalischen Umwelt hinweisen. In der Studie von Carlsson et al. (1980) wurde auch die saisonale Rhythmik von Noradrenalin und Dopamin in dem Gehirngewebe von verstorbenen depressiven Patienten untersucht. Während für Noradrenalin keine saisonale Variation gefunden werden konnte, zeigte Dopamin einen Gipfel im Januar und Februar sowie weiterhin im August und September. Die saisonale Variation von Dopamin war in dieser Studie jedoch nicht so deutlich ausgeprägt wie die von Serotonin.

4.3 Energiestoffwechsel und Thermoregulation

Der *Energiestoffwechsel* kann u.a. durch den Grundumsatz gemessen werden. Abhängig von der geographischen Zone ergaben die Messungen des Grundumsatzes in der gemäßigten geographischen Zone im Vergleich mit den übrigen Jahreszeiten höhere Werte im Winter (Sasaki, 1987). Bei Menschen in den Tropen fanden sich im Gegensatz dazu keine zirkannualen Veränderungen. Im Zusammenhang mit dem Energiestoffwechsel ist auch die jahreszeitlich bedingte Fluktuation des Körpergewichts von Interesse, die von Attarzadeh (1983) zusammenfassend dargestellt wird, wobei beim gesunden Menschen eine Zunahme im Winter und eine Abnahme im Frühjahr und Sommer deutlich ist. Darüber hinaus besteht auch eine jahreszeitlich bedingte Bevorzugung von verschiedenen Lebensmitteln, die unabhängig von den vorhandenen Lebensmitteln ist. Zifferblatt et al. (1980) registrierten z.B., daß kohlenhydratreiche Nahrungsmittel im Frühjahr und Sommer gegenüber den übrigen Jahreszeiten signifikant geringer konsumiert werden. Diese Fluktuation konnte bei Patienten mit einer Winter-SAD in einer deutlicheren Ausprägung beobachtet werden. Manchmal wird auch der Glukosestoffwechsel als Maß für den Energiestoffwechsel herangezogen, und dabei kann gezeigt werden, daß sowohl für die Blutglukose als auch für die Glukosewerte nach einer Stimulierung mit einem Glukoseprobetrunk die höchsten Werte im Winter zur Darstellung kommen (Chrometzka, 1940). Die Insulinwerte unter Basalbedingungen und nach Stimulation scheinen diesem Glukoseanstieg im Winter vorauszugehen, da Haus et al. (1983) die höchsten Insulinwerte im Herbst finden konnte, eine Erfahrung, die Diabetologen vertraut ist (Kollop, 1986). Für den Insulinantagonisten Glukagon konnte ein Sekretionsmaximum im Winter gefunden werden (Behall et al., 1984).

Um die saisonalen Veränderungen der *Thermoregulation* zu prüfen, wurde meist die Wiedererwärmungsrate der Fingertemperatur nach einer lokalen Kühlung herangezogen. Sowohl in einer Untersuchung, die in Japan durchgeführt wurde (Tanaka et al., 1984), als auch in einer Schweizer Studie (Lacoste u. Wirz-Justice, 1985) zeigte sich, daß die Wiedererwärmungsrate im Herbst, verglichen zum Frühjahr, signifikant geringer war. Parallel dazu konnte von Davis und Johnston (1961) beobachtet werden, daß nach einer einstündigen Exposition in eine Umgebungstemperatur von 14°C die höchste Fröstelungsrate im Herbst auftrat. Saisonale Untersuchungen zur Thermoregulation unter ähnlichen Bedingungen, wie die eben dargestellten, liegen jedoch bei psychiatrischen Patienten nicht vor. Die Untersuchung von Arbisi et al. (1989) weist jedoch darauf hin, daß die Thermoregulation bei SAD-Patienten im Ablauf der Jahreszeiten gegenüber gesunden Kontrollen verändert ist. Darüber hinaus konnte auch durch die Lichttherapie sowohl bei SAD-Patienten (Rosenthal et al., 1990) als auch bei gesunden Kontrollen (Dijk et al., 1991) ein Abfall der Körperkerntemperatur dargestellt werden.

4.4 Blutdruck und andere vegetative Funktionen

Rose (1961) berichtete erstmals über die saisonalen Veränderungen des Blutdrucks
mit höheren Werten im Winter verglichen mit denen im Sommer. Diese Charakteristika zeigten sich besonders bei Hypertonikern am deutlichsten ausgeprägt, und in
diesem Zusammenhang ist auch bemerkenswert, daß die Mortalität kardiovaskulärer
und zerebrovaskulärer Erkrankungen einen Häufigkeitsgipfel im Winter aufweisen
(Smolensky, 1983). Auch von anderen vegetativen Funktionen konnte ebenfalls eine
saisonale Rhythmik gefunden werden, so z.B. von der Schweißrate, die im Sommer
am höchsten ist (Yasuda, 1983), oder dem Pupillendiameter, der im Sommer,
verglichen mit dem im Winter, weiter ist (Klinker u. Spangenberg, 1985). Da der
therapeutische Effekt der Lichttherapie über das Auge vermittelt wird (Wehr et al.,
1987b), ist es auch interessant, daß gefunden werden konnte, daß die Zäpfchen im
Winter eine größere Lichtsensitivität als im Sommer aufweisen (Bassi u. Powers,
1986).

Obwohl die Daten über die zirkannualen *Schlafrhythmen* noch unvollständig sind,
lassen die Untersuchungen erkennen, daß im Winter verglichen mit dem Frühjahr
und Sommer, eine Tendenz zu einer erhöhten Schlafdauer (Kasper et al., 1989c) und
zu einem vermehrten Deltaschlaf besteht (Rosenthal et al., unveröffentlicht).

4.5 Elektrophysiologische Parameter

An gesunden Menschen liegen bis jetzt keine Untersuchungen über saisonale Veränderungen des EEG-Musters vor. Lediglich die Untersuchungen von Gutjahr et al.
(1977) und Machleidt und Gutjahr (1984), die an einem Patientengut von neurologi-
schen, neurochirurgischen und psychiatrischen Patienten durchgeführt wurden, lassen die folgenden saisonalen Veränderungen erkennen: von April bis September
konnte im Vergleich zu den übrigen Monaten eine vermehrte Alpha-Aktivität beobachtet werden, während die Beta-Aktivität zurücktrat; umgekehrte Verhältnisse
fanden sich dahingegen in den Wintermonaten. Eine diagnostische Unterteilung des
Patientenguts dieser Untersuchung liegt jedoch nicht vor, so daß daraus deren
Bedeutung für die Psychiatrie nicht abgelesen werden kann. Darüber hinaus finden
sich in der Untersuchung auch keine Angaben über die Medikation der Patienten, von
der eine jahreszeitliche Verteilung der Verschreibungsgewohnheiten bekannt ist
(Williams u. Dunn, 1981). Die von der letzteren Gruppe beschriebene häufigere
Tranquilizerrezeptierung im Winter würde z.B. die Zunahme der Beta-Aktivität
erklären.

4.6 Immunologie

4.6.1 Literaturübersicht

Vereinzelte Studien weisen auf eine saisonale Veränderung der *Immunfunktion* (Bratescu u. Teodorescu, 1981; MacMurray et al., 1983; Canon et al., 1986; Kasper u. Hennemann-Hohenfried, 1990b), mit einer Unterdrückung der T-Zellproduktion sowie einer gleichzeitigen B-Zellaktivierung im Winter und einem umgekehrten Muster im Sommer hin. Lévi et al. (1988) untersuchten die Lymphozytensubpopulationen und fanden die niedrigsten Werte der Suppressorzellen und der Helferzellen im Juni und die der Natural-killer-Zellen im Winter, wobei die Gesamtlymphozyten die niedrigsten Werte im Juni aufwiesen. Diese Gruppe interpretierte ihre Befunde im Zusammenhang mit einem endogenen zirkannualen Rhythmus, räumte jedoch auch Umgebungsfaktoren, wie Veränderungen der Umgebungstemperatur, einen wichtigen Platz ein. Weiterhin wurden jahreszeitlich abhängige Schwankungen der Immunoglobuline bechrieben, wobei erhöhte IgG-, IgA- und IgM-Werte im Winter beobachtet wurden (MacMurray et al., 1983). Da aus Laboratoriumsuntersuchungen an gesunden Versuchspersonen bekannt ist, daß die Anzahl der Lymphozyten durch die Gabe von Kortison reduziert werden kann (Fauci et al., 1976), werden die zirkannualen Schwankungen der immunologischen Parameter auch im Zusammenhang mit dem zirkannualen Kortisolrhythmus diskutiert, der durch ein Ansteigen im Herbst-Winter und der geringsten Sekretionsrate im Frühjahr/Sommer gekennzeichnet ist (Halberg et al., 1965). Dieser zirkannuale Kortisolrhythmus wird zum einen im Sinne einer Reaktion auf die Umgebungstemperatur diskutiert (Watanabe und Yoshida, 1956), und zum anderen auch als teilweise unabhängig von den Umgebungsbedingungen, als endogen bewertet (Haus u. Halberg, 1970).

Neben der Umgebungstemperatur kommt bei der Beurteilung jahreszeitlicher Schwankungen immunologischer Parameter auch der Photoperiode eine größere Bedeutung zu. Die Beeinflußbarkeit des Immunsystems durch sowohl ultraviolettes Licht aus Beleuchtungskörpern als auch durch Sonnenlicht konnte in mehreren Studien dargestellt werden (Morison, 1985), wobei die immunologischen Veränderungen von der Dosis und der Bestrahlungsdauer abhingen. In einer von der Expositionsdauer her mit der Lichttherapie bei SAD-Patienten vergleichbaren Studie untersuchten Hersey et al. (1983) verschiedene immunologische Variablen bei 13 gesunden Menschen, die im Frühjahr in Australien unter kontrollierten Bedingungen über 12 Tage lang, jeweils 1 h pro Tag, dem Sonnenlicht ausgesetzt waren. Die Ergebnisse dieser Gruppe wurden mit alters- und geschlechtsangeglichenen Kontrollen verglichen, denen aufgetragen wurde, das Sonnenlicht zu vermeiden. Die Forscher fanden in der Gruppe, die dem Sonnenlicht ausgesetzt war, eine signifikante Zunahme der Suppressor-T-Zellen und eine Verringerung der Helfer-T-Zellen. Darüber hinaus zeigte sich ein Anstieg der Zellzahl bei den durch Mitogenen stimulierten Lymphozytenkulturen. Da die Beleuchtung bei der Lichttherapie, wie sie bei SAD-Patienten angewandt wird, dem Spektrum der Wellenlänge des Sonnenlichts, außer dem kurzwelligen UV-Lichtanteil (UV-B und UV-C), nachempfunden ist, lassen die in der Studie von Hersey et al. (1983) gemessenen immunologischen Veränderungen

auch vermuten, daß die unter Lichttherapie beobachtbare Befindlichkeits-
verbesserung mit immunologischen Veränderungen einhergehen kann (Kasper et al.,
1991).

4.6.2 Eigene Untersuchungen zur zellulären Immunität der Saisonalität und deren Beeinflußbarkeit durch die Lichttherapie

Wie bereits oben diskutiert wurde, kann durch die Reagibilität eines zu untersuchen-
den Systems auf Licht indirekt auch auf die saisonalen Veränderungen rückgeschlos-
sen werden. Dabei bleibt natürlich der mögliche endogene Charakter der saisonalen
Rhythmik unberücksichtigt. Unter diesem Gesichtspunkt und auch in der Hoffnung,
daß dadurch ein Einblick in die der Saisonalität von Befindlichkeits- und Verhaltens-
parametern zugrundeliegenden biologischen Variablen und deren Beeinflußbarkeit
durch Lichttherapie möglich ist, wurde bei der unter 3.1.3 beschriebenen Stichprobe
von 40 Probanden vor und nach Lichttherapie (Methodik der Lichttherapie vgl. 3.1.4)
sowohl eine Analyse der zirkulierenden Lymphozytensubpopulationen vorgenommen, als auch die Lymphozytenproliferationsraten nach Mitogengabe (Phytohämagglutinin und Concanavalin-A) gemessen.

Die Untersuchung dieser oben genannten Parameter erfolgte in den Einrichtungen
der National Institutes of Health in Bethesda/USA. Die Blutproben wurden den
Probanden im Januar und Februar 1988 in den Nachmittagsstunden (zwischen 14 und
18 Uhr) abgenommen, jeweils am Tag vor der ersten Lichttherapiesitzung mit
entweder hellem weißem Licht (HWL) oder gedämpftem Licht (GL) und am letzten
Tag der Lichttherapie. Aus diesen Blutproben wurden die mononuklearen Zellen
durch die Methode der "Ficoll-Paque (Pharmacia) Density Zentrifugation" abge-
trennt und anschließend in flüssigem Stickstoff tiefgefroren. Nach Abschluß der
Studie wurden die Zellen wieder aufgetaut, und daraus die Lymphozytensubpopulationen und die durch Mitogene induzierte Lymphozytenproliferationsrate
bestimmt. Die labortechnischen Untersuchungen erfolgten blind hinsichtlich der
Vorgeschichte (z.B. Saisonalitätsscore der Studienteilnehmer), der Gruppeneinteilung (HWL oder GL) und dem Zeitpunkt der Untersuchung (in bezug auf den Ablauf
der Lichttherapie).

4.6.2.1 Lymphozytensubpopulationen

In den vergangenen Jahren wurde mehrfach der Zusammenhang zwischen zellulärer
Immunfunktion und Depressivität diskutiert (Calabrese et al., 1987; Kaschka u.
Aschauer, 1990), wobei sowohl die Lymphozytensubpopulationen als auch die durch
Mitogene stimulierten Lymphozytenproliferationsraten bestimmt wurden. Die ver-
schiedenen Lymphozytensubpopulationen stehen durch humorale Komponenten
(Lymphokine) untereinander in Verbindung, und es zeigte sich, daß ein ausgewoge-
nes, sog. "orchestrales" Zusammenwirken dieser Zellen für sowohl die seelische als
auch die körperliche Gesundheit von Bedeutung ist (Guillemin et al., 1985). Bei

psychiatrischen Patienten mit einem depressiven Syndrom wurde, im Vergleich zu gesunden Kontrollen, mehrfach eine Erniedrigung der Natural-killer-Zellzahl (NK) beschrieben (Irwin et al., 1987b; Urch et al., 1988). Vereinzelt fanden sich auch Hinweise auf eine verringerte Anzahl der T- und B-Lymphozyten (Schleifer et al., 1984), jedoch meist konnte für T- und B-Zellen erst eine eindeutige Erniedrigung durch die Funktionsdiagnostik, wie sie die Stimulation mit Mitogenen darstellt, nachgewiesen werden (Calabrese et al., 1987).

4.6.2.1.1 Methode

Die Bestimmung der Lymphozytensubpopulationen wurde in dieser Untersuchung in Anlehnung an die Methode von Ault et al. (1985) durchgeführt. Verkürzt dargestellt wurden dabei die, wie oben beschrieben, gewonnenen Zellen in dem Medium RPMI 1640 (Gibco) in der Konzentration von 10 Mio./mm suspendiert. Anschließend wurden die Zellen in Aliquoten von 1 Mio./mm unterteilt (12 x 75-mm-Falconröhrchen) und 2mal mit "Hank's balanced salt solution" (HBSS) gewaschen, die kein Phenolrot, jedoch 0,1% NaN3 und 0,1% bovines Serumalbumin beinhaltete (NIH Media Unit). Diesen derart aufbereiteten Zellen wurden dann monoklonale Antikörper zugesetzt und zur selben Zeit auch humanes IgG zugeführt, um eine unspezifische Bindung durch den F_c-Rezeptor zu verhindern. Anschließend wurden die Zellen 20 min lang auf Eis inkubiert und erneut 2mal mit HBSS (mit den oben angegebenen Zusätzen) gewaschen. Die Markierung erfolgte mit fluoreszierendem Isozyanat, das mit den folgenden spezifischen monoklonalen Antikörpern konjugiert war (Becton Dickinson, Montain View, Californien): Anti-Leu-2 zur Identifizierung von Helfer-T-Zellen (CD8), Anti-Leu-3 zur Identifizierung von zytotoxischen T-Zellen (CD4), Anti-Leu-4 zur Identifizierung von Pan-T-Zellen (CD3), Anti-Leu-11 zur Identifizierung von Natural-killer-Zellen (CD16), Anti-Leu-16 zur Identifizierung von Pan-B-Zellen, Anti-Leu-M3 zur Identifizierung von Monozyten. Unmittelbar vor der Analyse wurde Propidiumiodid (Sigma), das sich als fluoreszierender Stoff an DNA bindet, zugesetzt, um tote Zellen zu identifizieren und auszuschließen. Die Anzahl der auf diese Weise aufbereiteten und markierten Zellen wurde dann durch ein Zellenzählgerät bestimmt ("fluorescent activated cell sorter", FACS, Modell 440, Becton Dickinson, Mountain View, Californien, USA).

4.6.2.1.2 Ergebnisse

Aufgrund von technischen Schwierigkeiten bei Beginn des labortechnischen Teils dieser Studie konnte die Typisierung der Lymphozytensubpopulationen nicht bei allen Teilnehmern der Lichttherapiestudie (n = 40), sondern nur bei 25 Probanden vollständig durchgeführt werden. Davon waren 13 in der Gruppe mit HWL und 12 in der Gruppe mit GL.

In einem ersten Schritt der Auswertung wurde geprüft, inwiefern bei den untersuchten Lymphozytensubpopulationen (Gesamt-T-Zellen, Helferzellen, Suppressorzellen, B-Zellen, Natural-killer-Zellen) und bei den Makrophagen ein Verhältnis zu den bei den Probanden retrospektiv berichteten Herbst-/

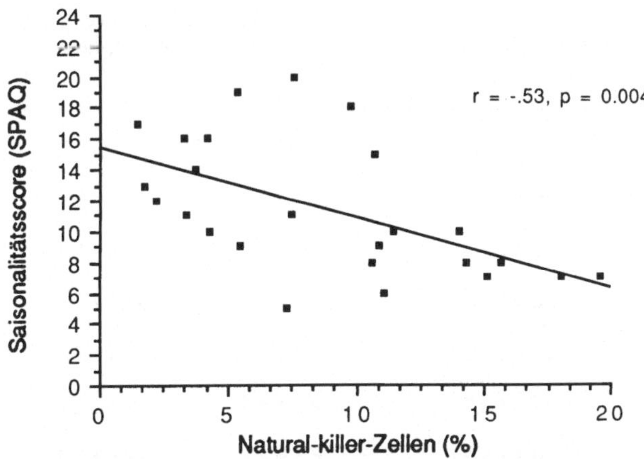

Abb. 19. Zusammenhang zwischen der Anzahl der Natural-killer-Zellen (Prozent der gesamten peripheren mononukleären Zellen) und dem Saisonalitätsscore bei einer Untergruppe der Stichprobe (n = 25) aus der Allgemeinbevölkerung von Montgomery County/USA. *SPAQ*, Seasonal Pattern Assessment Questionnaire (Rosenthal et al., 1987)

Winterschwierigkeiten (gemessen durch den Saisonalitätsscore, SPAQ; Rosenthal et al., 1987b) oder der aktuell gemessenen Depressivität (gemessen durch die Hamilton-Depressionsskala, HDRS; Hamilton, 1967) besteht. Während sich kein Zusammenhang zwischen den Lymphozytensubpopulationen und der aktuellen Depressivität fand, zeigte sich eine negative Korrelation (r = -.53; p = 0.004) zwischen dem Saisonalitätsscore und den Natural-killer-Zellen (Abb. 19). Das heißt mit anderen Worten ausgedrückt, je mehr ein Proband angab, Schwierigkeiten im Herbst-Winter zu haben, desto niedriger war der Anteil der Natural-killer-Zellen. Die übrigen Untergruppen der Lymphozyten ließen keine signifikanten Zusammenhänge mit den Herbst-/Winterschwierigkeiten erkennen.

In einem zweiten Schritt der Auswertung wurde geprüft, inwiefern die unter der Lichttherapie mit HWL oder GL beobachtbaren psychopathologischen Veränderungen (gemessen durch HDRS) auch eine Veränderung der Lymphozytensubpopulationen widerspiegeln. In der Gruppe der mit HWL behandelten Probanden fand sich eine signifikante, positive Korrelation (r = .78, p = 0.001) zwischen der Veränderung der Helferzellen (Δ-Wert vor vs. nach Lichttherapie) und der Veränderung des HDRS-Summenwerts (Δ-Wert vor vs. nach Lichttherapie). Mit anderen Worten ausgedrückt, je mehr sich die Probanden unter der Lichttherapie mit HWL besserten, desto höher war die Zunahme der Helferzellen. In Tabelle 21 sind die Mittelwerte (± SEM) der Lymphozytensubpopulationen vor und nach Lichttherapie und ohne Berücksichtigung der Saisonalität und Depressivität dargestellt, da eine Untergruppierung hinsichtlich dieser beiden Parameter gleichsinnige Veränderungen aufzeigte. Es konnten sowohl in der Gesamtgruppe als auch in den Untergruppen keine relevanten Veränderungen durch Lichttherapie gefunden werden.

Tabelle 21. Der Einfluß der Lichttherapie auf verschiedene Lymphozytensubpopulationen und Makrophagen (Angaben in Prozent), die entweder mit hellem weißem (n=13) oder gedämpften Licht (n=12) behandelt wurden

Gruppen	Helles, weißes Licht		Gedämpftes Licht	
	vor[a]	nach[a]	vor[a]	nach[a]
T-Zellen, Gesamt	76.1 ± 7.5	77.2 ± 7.5	77.8 ± 7.7	75.6 ± 6.1
Helferzellen	52.9 ± 10.9	52.4 ± 11.8	50.2 ± 16.3	52.2 ± 7.1
Suppressorzellen	24.8 ± 7.5	23.9 ± 8.3	22.8 ± 8.7	23.8 ± 9.2
Natural-killer-Zellen	8.2 ± 4.9	7.7 ± 3.3	9.3 ± 5.8	7.9 ± 5.0
B-Zellen	9.4 ± 4.9	10.3 ± 5.2	8.7 ± 4.8	13.6 ± 5.2
C4/C8-Ratio	2.4 ± 1.2	2.7 ± 1.7	2.4 ± 1.1	2.6 ± 1.3
Makrophagen	15.6 ± 6.7	20.2 ± 8.2	19.9 ± 9.3	18.2 ± 10.5

[a]Vor, nach: vor bzw. nach Lichttherapie mit hellem weißem oder gedämpftem Licht.

4.6.2.2 Lymphozytenproliferation durch Mitogene

Der physiologische Ablauf der Entwicklung der Lymphozyten beim Menschen zeigt, daß beim ersten Kontakt dieser Zellgruppe mit einem Antigen dafür spezifische Rezeptoren entstehen, die dann für den Rest der Lebensdauer dieser Zelle beibehalten werden. Wenn diese Lymphozyten nun zu einem späteren Zeitpunkt mit diesem Antigen erneut in Berührung kommen, beginnen sie sich zu vermehren. Diese antigeninduzierte Lymphozytenproliferation vollzieht sich normalerweise im Körper, kann jedoch auch in vitro dargestellt werden, wenn man Lymphozyten mit spezifischen Antigenen (Mitogenen) kultiviert. Dieser Mechanismus liegt auch der durch Mitogene stimulierten Lymphozytenproliferation der im folgenden dargestellten Untersuchung zugrunde, und es wird davon ausgegangen, daß bei der Situation in vitro die Serie von Ereignissen nachgeahmt wird, die bei einer In-vivo-Stimulation durch bestimmte Antigene erfolgt wäre (Roitt et al., 1985). Es konnte in diesem Zusammenhang nachgewiesen werden, daß verschiedene Antigene unterschiedliche Zellarten zum Wachstum anregen. Während Phytohämagglutinin (PHA) und Concanavalin-A (Con-A) die Proliferationsrate der T-Zellen anregen, wirkt Pokeweed (PWM) sowohl auf die T- als auch B-Zellen stimulierend (Roitt et al., 1985).

4.6.2.2.1 Methode

In der vorgelegten Untersuchung wurde die durch Mitogene stimulierte Lymphozytenproliferation nach der Methode von Maluish und Strong (1986) durchgeführt. Verkürzt dargestellt wurden dabei die, wie oben beschrieben, gewonnenen Lymphozyten 72 h lang kultiviert, wobei als Medium RPMI 1640 (Sigma), dem ein 10%iges Serum vom Kalb (FCS) und Gentamyzinsulfat (5 mg/L; Sigma) zugesetzt war, diente. Um die Lymphozyten zur Proliferation anzuregen, wurde diesem Medium weiterhin Phytohämagglutinin (PHA) und Concanavalin A (Con-A) zugegeben. 6 h vor Beendigung der Inkubation wurde radioaktives Thymidin (^{3}H-Thymidin) zugefügt, und anschließend dessen Inkorporation in die Zellkerne als Index der Lymphozytenproliferationsrate gemessen. In die Berechnungen gingen die Mittelwerte der 3fachen Messungen ein; die Ergebnisse sind als Differenz der dpm ("desintegrations per minute") von den Kulturen mit und ohne Mitogene angegeben (Δ-dpm).

4.6.2.2.2 Ergebnisse

Die Proliferationsrate der Lymphozyten nach Stimulation mit entweder PHA oder Con-A konnte an 38 Probanden vollständig erhoben werden. Davon waren 19 in der Gruppe mit HWL und 19 in der Gruppe mit GL. Um einen Vergleich zwischen den Lymphozytenproliferationsraten (LR) und den Befindlichkeitsparametern, wie der Depressivität oder Saisonalität, zu ermöglichen, wurde für die LR der Peakstimulationswert herangezogen. Dieser *Peakstimulationswert* ist der höchste Wert nach der Stimulation mit verschiedenen Mitogendosierungen (d. h. 0.63, 1,25, 2.5, 5.0, 10.0 µg/ml).

Die Lymphozytenproliferationsraten vor Lichttherapie ergaben keinen Zusammenhang zwischen dem Peakstimulationswert und den von den Probanden restrospektiv berichteten Herbst-/Winterschwierigkeiten (gemessen durch den Saisonalitätsscore des SPAQ; Rosenthal et al., 1987b) oder der aktuellen Depressivität (gemessen durch den HDRS; Hamilton, 1967).

Unter Lichttherapie kam es zu einem signifikanten Anstieg der mit PHA stimulierten Lymphozytenproliferationsraten (ANOVA, Gruppe x Zeit-Interaktion: F = 2.8, df = 180.5, p = 0.01) (vgl. Abb. 20). Dabei bestand jedoch kein signifikanter Unterschied zwischen den mit HWL und GL behandelten Gruppen. Durch die Stimulierung mit Con-A zeigte sich zwar die gleiche Tendenz der nach Lichttherapie erhöhten Lymphozytenproliferationsraten, ohne daß jedoch das Signifikanzniveau (ANOVA) erreicht wurde (vgl. Tabelle 22). Die getrennte Berechnung dieser Parameter für die Gruppe der SAD-Patienten und deren subsyndromalen Form alleine ergab eine kleine Gruppenzusammensetzung (n = 8 in der Gruppe mit HWL und n = 9 in der Gruppe mit GL), die tendenziell die gleichen Effekte wie bei der Gesamtgruppe und bei der Gruppe der Probanden, die keine saisonal abhängigen Befindlichkeitsveränderungen aufwiesen, erkennen ließ. Wahrscheinlich aufgrund der großen Varianz der einzelnen Werte wurde jedoch das Signifikanzniveau (p < 0.05) nicht erreicht. Die Aufteilung in Patienten mit und ohne einem klinisch erkennbaren depressiven Syndrom (Summenwert des HDRS größer bzw. kleiner als 10) resultierte ebenso in einer kleinen Stichproben-zusammensetzung (7 in der Gruppe mit HWL und 5 in der Gruppe mit GL) wobei im Mittelwertvergleich tendentiell ähnliche Effekte wie bei der Gesamtgruppe und bei der Gruppe der Probanden ohne ein depressives Syndrom gefunden wurden.

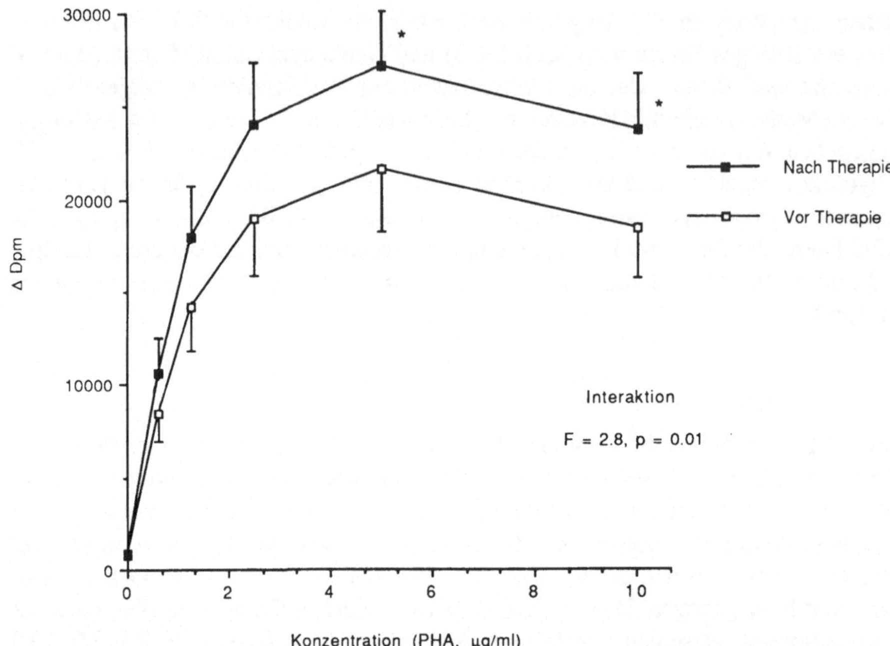

Abb. 20. Durch Phytohämagglutinin (PHA) stimulierte Lymphozytenproliferationssrate bei der Gesamtgruppe (n = 38) der mit Lichttherapie behandelten Patienten (Mittelwerte ± SEM der Behandlungen mit hellem weißem und gedämpftem Licht) vor und nach Behandlung. Die Signifikanztestung erfolgte durch ANOVA. Die mit einem * gekennzeichneten Werte geben einen signifikanten Unterschied auf dem 5%-Niveau an (Posttests)

Tabelle 22. Mittelwerte (± SEM) der durch Mitogene stimulierten Lymphozytenproliferationsrate (Stimulationsindex) bei Individuen vor (n=19) und nach (n=19) Lichttherapie mit hellem weißem oder gedämpften Licht

Gruppen	Helles weißes Licht		Gedämpftes Licht		
	vor[b]	nach[b]	vor[b]	nach[b]	
PHA	22 861 (4647)	30 104 (4585)	20 039 (4894)	27 921 (6082)	p=0.01[a]
Con-A	12 096 (2728)	13 907 (2455)	8 325 (2247)	10 713 (2722)	p=0.21[a]

[a] Signifikanzberechnungen beziehen sich auf ANOVA (Zeiteffekte).
[b] Vor, nach: vor bzw. nach einwöchiger Lichttherapie.
PHA, Photohaemagglutinin.
Con-A, Concanavalin - A.

4.6.2.3 Diskussion der immunologischen Ergebnisse

Der Zusammenhang zwischen Immunologie und dem zentralen Nervensystem wurde bereits in verschiedenen Studien dargestellt (Dorian et al., 1981; Riscalla, 1982; Stein et al., 1985; Calabrese et al., 1987; Vartanyan u. Kolyaskina, 1987;

Eisen et al., 1989; Schleifer et al., 1989; Kaschka u. Aschauer, 1990). Schleifer et al. (1983) fanden z. B., daß die durch Mitogene induzierten Lymphozytenproliferationsraten durch ein Verlusterlebnis, im Vergleich zur Ausgangslage, herabgesetzt sind. Eine andere Untersuchung (Jemmott et al., 1983) kam zu dem Ergebnis, daß die Sekretionsrate von Immunoglobulin A während einer streßreichen Periode, verglichen mit einer Zeit, in der ein geringer Streß vorliegt, signifikant niedriger ist. In der vorliegenden Studie wurde der Zusammenhang zwischen zellulärer Immunologie und Saisonalität bzw. Depressivität einerseits und zwischen zellulärer Immunologie und Lichttherapie andererseits untersucht. Hinweise für eine Untersuchung dieser Art ergaben sich u.a. durch die Studien von Hersey et al. (1983) und Morison (1985), die einen Einfluß des Sonnenlichts auf das Immunsystem erkennen ließen. Auch die gut dokumentierte Häufigkeit von grippalen Infekten im Winter, deren Ursache noch unklar ist (Cliff et al., 1985), kann mit der Photoperiode in Zusammenhang gebracht werden. Der letzteren Spekulation liegt die Beobachtung zugrunde, daß z. B. in Samoa die grippalen Infekte nicht in der kältesten, sondern in der feuchtesten Jahreszeit, in der auch das geringste Sonnenlicht vorliegt, am häufigsten auftreten (Cliff et al., 1985).

In der vorliegenden Untersuchung konnte erstmals ein signifikanter Zusammenhang zwischen retrospektiv berichteten Herbst-/Winterschwierigkeiten und der NK-Zellzahl aufgezeigt werden. Je mehr die Probanden angaben, von den Charakteristika des Herbstes und/oder Winters negativ betroffen zu sein, desto geringer war auch der Anteil der NK-Zellen im Blut. Da NK-Zellen in der Abwehr gegen virale Infektionen eine wichtige Rolle spielen (Welsh, 1981), wäre es daher interessant, weiter zu untersuchen, ob Patienten mit SAD auch häufiger an grippalen Infekten während des Herbstes und/oder Winters leiden, und ob diese Infekte z.B. in einer prospektiven Untersuchung durch eine prophylaktisch angewandte Lichttherapie verhindert werden können. Diese Annahme müßte jedoch in einer länger dauernden Untersuchungsanordnung überprüft werden, da die relativ kurze Behandlungsdauer der Lichttherapie in dieser Studie (1 Woche) sowohl in der Gesamtgruppe als auch in der Untergruppe der Probanden mit einer depressiven Symptomatologie in keinem signifikanten Zusammenhang mit einer Veränderung der Anzahl der NK-Zellen stand. Man kann jedoch nicht ausschließen, daß eine längere Dauer der Lichttherapie diesen Effekt herbeiführen würde. Der signifikante Zusammenhang zwischen der therapeutischen Veränderung unter Lichttherapie und dem Anstieg der Helferzellen, als einer anderen Zellpopulation als der der NK-Zellen, läßt jedoch auch daran denken, daß diese Ergebnisse einen möglichen Zufallsbefund darstellen bzw. als Epiphänomen eines anderen zugrundeliegenden Prozesses angesehen werden können. Andererseits kann jedoch dadurch auch das Zusammenspiel der verschiedenen Zellkompartimente aufgezeigt werden, da Helferzellen Lymphokine, wie z.B. das Interferon-2, freisetzen, die sowohl andere Zellen, z.B. die B-Zellen, aktivieren, als auch selbst Effekte auf das zentrale Nervensystem entfalten. Ein vermehrtes Auftreten von grippalen Infekten bei SAD-Patienten würde einen weiteren Baustein für den Zusammenhang zwischen Infektionskrankheiten und psychischer Belastung darstellen, der bereits in anderen Studien aufgezeigt werden konnte (Meyer u. Haggerty, 1962; Kasl et al., 1979).

Von den biologischen Faktoren, die eine verminderte NK-Zellzahl erklären können, sind an erster Stelle die erhöhte Nebennierenrindenaktivität zu nennen, die auch bei depressiven Patienten gefunden werden kann (Hellstrand et al., 1985; Sherman et al., 1984). Es ist jedoch bemerkenswert, daß die immunsuppressive Reaktion nicht nur auf eine Überaktivität der Hypothalamus-Hypophysen-Nebennierenrinden-Achse zurückzuführen ist, sondern daß verminderte NK-Zellen auch bei einem depressiven Syndrom ohne einer Erhöhung des Serumkortisols gefunden werden können (Irwin et al., 1987b). Eine Erhöhung des Serumkortisols scheint jedoch als Erklärung für die Erniedrigung der NK-Zellen bei Probanden mit einem höheren Saisonalitätsscore weniger in Frage zu kommen, da bei SAD-Patienten keine Erhöhung des Serumkortisols (Skwerer et al., 1988) und auch keine Dexamethasonnonsuppression (James et al., 1986) gefunden wurde. Ungeachtet des Mechanismus, der zu der erniedrigten NK-Zellzahl führte und zu dem die vorgelegte Untersuchung keinen Beitrag liefern kann, da keine zusätzlichen biologischen Parameter bestimmt wurden, kann der Zusammenhang zwischen der erniedrigten NK-Zellzahl und dem erhöhten Saisonalitätsscore von Bedeutung sein, da dadurch auf das Zusammenwirken von Befindlichkeitsparametern und Immunologie hingewiesen wird, wie bereits an anderer Stelle geschehen ist (Locke et al., 1984; Kiecolt-Glaser et al., 1984; Tecoma u. Huey, 1985; Irwin et al., 1987).

Die Untersuchungen der Lymphozytenproliferationsraten bei depressiven Patienten haben bis jetzt widersprüchliche Ergebnisse ergeben. Während einige Studien eine deutlich reduzierte Lymphozytenproliferationsrate auf verschiedene Mitogene belegen (Kronfol et al., 1983; Schleifer et al, 1984; Kronfol et al., 1986), konnte dies von anderen Arbeiten nicht bestätigt werden (Sanger et al., 1982; Albrecht et al., 1985). Schleifer et al. (1989) heben aufgrund ihrer neuesten Untersuchung hervor, daß der Effekt der reduzierten Lymphozytenproliferation nur bei älteren (> 40 Jahre) depressiven Patienten im Vergleich zu gesunden Kontrollen auftritt. Die Anzahl der depressiven Patienten in der vorgelegten Untersuchung ist zu gering, um zur Lösung dieser Frage beizutragen. Es ist jedoch bemerkenswert, daß die 4 SAD-Patienten dieser Untersuchung keine auffällig niedrigen Werte zeigten. Dieses Ergebnis wird auch durch die fehlende Korrelation zwischen der Depressionstiefe, gemessen durch den Summenwert des HDRS, und dem Stimulationsindex als Ausdruck der Lymphozytenproliferationsrate, unterstützt. Weitere Untersuchungen an einer größeren Stichprobe von SAD-Patienten und Kontrollen sind notwendig, um zur Klärung der Frage beizutragen, ob die durch Mitogene stimulierte Lymphozytenproliferationsrate bei SAD-Patienten verändert ist.

Der Einfluß von antidepressiven Therapien auf die durch Mitogene stimulierte Lymphozytenproliferationsrate ist bis jetzt ebenfalls nicht eindeutig geklärt. Bei *In-vitro*-Experimenten konnte gezeigt werden, daß die durch Mitogene stimulierte Blastogenese der Lymphozyten durch Psychopharmaka gehemmt werden kann (Nahas et al., 1981; Eisen et al., 1989). Obwohl bei depressiven Patienten nicht die gleiche Konzentration von Psychopharmaka erreicht wird, wie sie bei den In-vitro-Experimenten vorliegt, wurde bei diesen Patienten sowohl unter Antidepressiva (Albrecht et al., 1985) als auch unter Lithium (Fernandez u. Fox, 1980) eine erniedrigte Stimulationsrate gefunden. Für Lithium liegen jedoch auch Befunde vor, die eine erhöhte Blastogenese dokumentieren (Hart, 1979; Shenkman et al., 1980; Bray et al., 1981). In den einzigen bis jetzt durchgeführten Studien, bei denen der Effekt von HWL auf die durch Mitogene induzierte Blastogenese untersucht wurde, fanden Skwerer et al. (1987) bei einer Gruppe von SAD-Patienten eine Reduzierung der Lymphozytenproliferationsraten unter der Therapie mit HWL von anfänglich höheren Werten auf Werte, die mit denen von gesunden Kontrollen vergleichbar waren. In einer Folgeuntersuchung an gesunden Kontrollen berichtete diese Gruppe jedoch, daß nach einer Woche Behandlung mit HWL signifikant höhere Lymphozytenproliferatinsraten, verglichen mit denen vor Lichttherapie auftraten (Skwerer et al., 1988). Die Ergebnisse der vorliegenden Untersuchung unterstützen die Befunde der letztgenannten Studie und lassen darüber hinaus auch vermuten, daß nicht nur die Behandlung mit HWL sondern auch die Situation mit GL mit einer Erhöhung der durch Mitogene induzierten Blastogenese einhergeht. Dies erscheint überraschend, da die Behandlung mit GL in der Literatur als signifikant weniger wirksam als die mit HWL angegeben wird (zur Übersicht: Kasper et al., 1988c) und deswegen in dieser Untersuchung als Kontrollbehandlung gegenüber der mit HWL eingesetzt wurde. In der vorliegenden Untersuchung wurde jedoch sowohl für die Gruppe der mit HWL als auch für die Gruppe der mit GL behandelten Probanden ein zwar signifikant unterschiedlicher, aber für die GL-Gruppe immerhin noch klinisch meßbarer therapeutischer Effekt gefunden. Es könnte daher sein, daß die Lymphozytenproliferationsrate nur eine von der Befindlichkeit des Probanden abhängige Variable darstellt und auch die Verbesserung unter der Kontrollbehandlung die gleichsinnigen immunologischen Veränderungen bewirkt haben. Diese Annahme wird auch durch die Untersuchung von Jasnoski und Kugler (1987) unterstützt, die unter Entspannungstechniken eine Veränderung der Neuroimmunomodulation aufzeigten. Andererseits erscheint es jedoch auch möglich, daß die Lichtquelle des GL nicht nur als Plazebo angesehen werden kann, sondern per se mit einer immunologischen Veränderung einhergeht, die bisher noch nicht beschrieben wurde.

Die Schwierigkeiten in der Interpretation der immunologischen Ergebnisse führen noch einmal auf die Zielsetzung der Gesamtstudie hin, bei der die biologische Untersuchung der Immunparameter im Sinne einer Mehrebenenbetrachtung zwar miterhoben wurde, jedoch nicht im Vordergrund stand. Hauptziel dieser Lichttherapiestudie war es, den Effekt der Lichttherapie in einer Stichprobe der Allgemeinbevölkerung zu untersuchen und nicht die biologischen Effekte der Lichttherapie zu dokumentieren, was bereits in anderen Untersuchungen geschehen ist (zur Übersicht: Skwerer et al., 1988). Es war daher bereits bei der Planung der Studie deutlich, daß evtl. bestehende biologische Unterschiede im Gruppenvergleich (HWL vs. GL) nicht akzentuiert hervortreten werden, da in beiden Gruppen eine kontinuierliche Verteilung der Merkmale Saisonalität und Depressivität von einer geringen bis zu einer deutlichen Ausprägung vorlagen, wie sie eben bei der Allgemeinbevölkerung gefunden werden können. Dies resultierte in einer heterogenen Gruppenzusammensetzung hinsichtlich der Saisonalität, wobei nur 2 Probanden in jeder Gruppe die Kriterien einer SAD erfüllten. Da man jedoch annehmen muß, daß die biologischen Veränderungen hinsichtlich der Saisonalität bei SAD-Patienten am deutlichsten ausgeprägt sind, war durch diese Gruppenzusammensetzung eine eindeutige biologische Trennung wahrscheinlich nicht möglich.

Aufgrund von Voruntersuchungen (Skwerer et al., 1987) bestehen Hinweise dafür, daß die Veränderungen der Lymphozytenproliferationsraten unter Lichttherapie über einen okulären Weg vermittelt wurden. Da das auf die Retina auftreffende Licht die Neurotransmission in hypothalamischen Strukturen stimuliert (Kelly, 1982), ist es vorstellbar, daß die Veränderung der Lymphozytenfunktion über bis jetzt noch nicht aufgeklärte Mechanismen erfolgte, die ebenfalls vom Hypothalamus aus gesteuert werden, wie z. B. die Neurotransmitterfunktion (Hall u. Goldstein, 1981). Unter den hormonellen Faktoren, die die Lymphozyten beeinflussen können, ist, wie bereits oben erwähnt, an erster Stelle Kortisol zu nennen, das eine Suppression der Immunfunktion hervorruft. In der vorliegenden Untersuchung fand keine zusätzliche Untersuchung von Serumkortisol statt, da sich auch bei SAD-Patienten gezeigt hatte, daß das Kortisoltagesprofil bei SAD-Patienten im Vergleich zu alters- und geschlechtsangeglichenen, gesunden Kontrollen nicht erhöht ist und daß sich das Kortisoltagesprofil unter einer einwöchigen Lichttherapie nicht verändert (Kasper et al., 1988d). Es erscheint deshalb unwahrscheinlich, daß der Anstieg der Lymphozytenproliferationsrate nach Lichttherapie auf einen Abfall der Nebennierenrindensteroide zum zweiten Meßzeitpunkt zurückzuführen ist.

4.7 Schlußfolgerung

Bei psychiatrischen Krankheitsgruppen liegen nur wenige Studien über jahreszeitlich abhängige biologische Veränderungen vor. Im Sinne eines Vulnerabilitätsparadigmas erscheint es jedoch interessant zu untersuchen, ob die bei gesunden Menschen beobachtbaren jahreszeitlichen Veränderungen bei psychiatrischen Patienten akzentuiert sind, etwa im Sinne einer Über- oder Unteraktivität. In diesem Zusammenhang ist es auch vorstellbar, daß die bei depressiven Patienten bereits dokumentierten biologischen Veränderungen, wie z. B. der geringere Thyreotropinanstieg nach Stimulation mit dem Thyreotropin-releasing-Hormon (Prange et al., 1988), eine Anpassung an die mit den Jahreszeiten einhergehenden Veränderungen der physikalischen Umwelt erschweren und dadurch in der Pathogenese der Erkrankung von pathognomonischer Bedeutung sind. Ähnlich den in der biologisch-psychiatrischen Forschung üblichen Stimulationstests kann daher die Saisonalität als "Funktionstest des Lebens" aufgefaßt werden, wobei die Untersuchung der zirkannualen Variablen Einsicht in die Pathogenese, Behandlung und Prävention des Anteils depressiver Erkrankung verspricht, bei denen saisonale Stimmungsveränderungen eine gewichtige Rolle spielen. Neben der Bedeutung der Saisonalität für die Pathogenese depressiver Erkrankungen ist die genauere Kenntnis saisonal abhängiger Schwankungen biologischer Variablen auch von heuristischer Bedeutung, da unterschiedliche Ergebnisse biologisch-psychiatrischer Forschungen zu verschiedenen Jahreszeiten erwartet werden können. Die Nichtberücksichtigung saisonal abhängiger Schwankungen biologischer Meßparameter könnte zum Beispiel auch einen Teil der Varianz biologisch-psychiatrischer Forschungsergebnisse erklären.

5 Zusammenfassung

In der vorliegenden Arbeit werden die Ergebnisse jahreszeitlich abhängiger Verhaltens- und Befindlichkeitsveränderungen beim Menschen, deren biologische Grundlagen und der therapeutische Effekt der Lichttherapie dargestellt, die im Rahmen einer Mehrebenenuntersuchung an einer Stichprobe der Allgemeinbevölkerung in Montgomery County, Maryland, USA (39° nördlicher Breite) gewonnen wurden. Die mehreren Ebenen dieser Untersuchung betreffen zum einen die epidemiologische Erhebung einer randomisierten Stichprobe der Allgemeinbevölkerung (n = 416), des weiteren wurden 40 Probanden persönlich nachuntersucht und in eine 3wöchige Lichttherapiestudie aufgenommen, und schließlich wurden von diesen Probanden biologische Parameter zur Psychoneuroimmunomodulation bestimmt.

Nach einer Einleitung, die die für psychiatrische Patienten relevanten jahreszeitlichen Besonderheiten zusammenfaßt, werden im 2. Teil die epidemiologischen Daten der Untersuchung dargestellt. Im 3. Teil werden die klinisch-therapeutischen Effekte der Lichttherapie beschrieben, die an der Untergruppe der epidemiologischen Stichprobe aus der Allgemeinbevölkerung erhoben wurden. Im 4. Teil wird auf die biologischen Grundlagen der jahreszeitlich abhängigen Verhaltens- und Befindlichkeitsveränderungen eingegangen, und dabei werden eigene Ergebnisse zur zellulären Immunologie vorgestellt, die an der oben beschriebenen Untergruppe der epidemiologischen Stichprobe gewonnen wurden.

Jahreszeitlich abhängige Verhaltens- und Befindlichkeitsveränderungen, die in dieser Arbeit als *Saisonalität* bezeichnet werden, können abhängig von dem Ausprägungsgrad auch für die psychiatrische Diagnostik und Therapie von Bedeutung sein. In den vergangenen Jahren wurden, ausgehend von der Arbeitsgruppe der Clinical Psychobiology Branch am National Institute of Mental Health/USA, das Konzept und die Grundlagen der saisonal abhängigen Depressionsformen (SAD) erarbeitet. Es wurde dabei sowohl eine Herbst-Winter-Manifestation und deren subsyndromale Form als auch ein Sommertyp beschrieben. Während die ersteren beiden Formen gut auf Lichttherapie mit hellem weißem Licht ansprachen, erscheint eine Reduzierung der Umgebungstemperatur bei der Sommerform der SAD von einem gewissen therapeutischen Nutzen zu sein. Da saisonale Befindlichkeitsveränderungen wohl zur allgemeinen Erfahrung eines jeden Menschen gehören, entstand die Frage, in welchem Ausmaß diese von den SAD-Patienten berichtete Saisonalität auch in der Allgemeinbevölkerung gefunden werden kann und welche biologischen Korrelate als Grundlage angenommen werden können. Darüber hinaus war es nicht nur von einem theoretischen, sondern auch von einem gewissen psychohygienischen Interesse, ob die Lichttherapie, wie sie bei SAD-Patienten mit Erfolg angewandt wird, auch für breitere Schichten der Bevölkerung von Nutzen ist. Diesen Fragen wird in der vorliegenden Arbeit sowohl anhand eigener empirischer Befunde als auch im Zusammenhang mit den in der Literatur bereits vorliegenden Ergebnissen nachgegangen.

Um einen Anhalt zu bekommen, welche Verhaltens- und Befindlichkeitsveränderungen im Ablauf der verschiedenen Jahreszeiten in der Allgemeinbevölkerung gefunden werden können, wurde in einer randomisierten Stichprobe (n = 416) der Bevölkerung von Montgomery County/USA (nähere Umgebung von Washington D.C.) eine Telefonbefragung durchgeführt. Als Testinstrument wurde bei dieser Untersuchung eine für die Anwendung am Telefon modifizierte Version des von Rosenthal et al. (1987b) entwickelten *Seasonal Pattern Assessment Questionnaire* (SPAQ) benutzt. Dabei wurde als Methode zur telefonischen Gewinnung der Stichprobe das *"Random Digit Dialing"* gewählt, von dem bekannt ist, daß dadurch die höchsten Responseraten erreicht werden können, die es dann auch erlauben, die Ergebnisse auf die Allgemeinbevölkerung zu extrapolieren. Dadurch konnte in der vorgelegten Untersuchung eine Responserate von 92% erzielt werden, und die demographischen Variablen der damit gewonnenen Stichprobe zeigten mit der der Gesamtbevölkerung von Montgomery County/USA eine gute Vergleichbarkeit auf. Zur Überprüfung der statistischen Signifikanz wurden die Daten sowohl univariat als auch multivariat ausgewertet.

Die Ergebnisse dieser Untersuchung lassen erkennen, daß ein Großteil der Bevölkerung (92%) von Montgomery County/USA (39° nördlicher Breite) berichtet, an sich saisonale Veränderungen zu registrieren, wobei die Maxima der Befindlichkeitsverschlechterungen im Winter (43% der Bevölkerung) und Sommer (10% der Bevölkerung) zu verzeichnen sind. Diese Verteilung zeigt eine deutliche Beziehung zur Photoperiode und Umgebungstemperatur auf und läßt diese beiden Parameter als wahrscheinlich wichtigste Auslösefaktoren der berichteten saisonalen Verhaltens- und Befindlichkeitsveränderungen erscheinen. 4-10% der Menschen dieser Bevölkerung gaben dabei einen Schweregrad der saisonalen Verstimmungen an, die mit denen der Winter-SAD-Patienten vergleichbar sind. Deutlich geringer dahingegen war die im Sommer auftretende Form der SAD mit einem Prozentsatz von 0,7%. Die subsyndromale Form der Winter-SAD war erwartungsgemäß wesentlich häufiger in der Allgemeinbevölkerung als die der Winter-SAD und ergab Zahlen zwischen 14 und 30%.

Es wurde der Versuch unternommen, aus der Gesamtstichprobe 2 Gruppen von Menschen zu charakterisieren, eine mit einer Befindlichkeitsverschlechterung im Winter und eine mit einer solchen im Sommer, wobei sich in verschiedenen Bereichen signifikante Unterschiede ergaben. Interessanterweise fand sich kein Mensch der schwarzen Rasse mit einem Sommermuster, und Menschen mit einem Wintermuster gaben im Vergleich zu denen mit einem Sommermuster signifikant häufiger an, sich an grauen kalten Tagen sowie an Tagen mit einer kurzen Photoperiode schlechter zu fühlen. Dahingegen gaben Menschen mit einem Sommermuster an, sich an langen Tagen und/oder bei einem heißen Wetter schlechter zu fühlen. Weiterhin zeigte sich, daß Menschen mit einem Wintermuster auch signifikant häufiger angaben, daß sie ansich in der Zeit, in der sie sich am schlechtesten fühlten, eine Nahrungsmittelbevorzugung von kohlenhydratreichen Speisen bemerkten und daß sie in diesem Zeitraum auch an Gewicht zunähmen und länger schliefen. Das entgegengesetzte Muster mit einer kürzeren Schlafdauer, einer Gewichtsabnahme und einem Appetitverlust wurde dahingegen bei Menschen mit einer Verschlechterung der Befindlichkeit im Sommer angegeben. Dieses unterschiedliche jahreszeitliche Muster vegetativer Funktionen läßt daran denken, daß auch verschiedene biologische Prozesse mit den von diesen Menschen berichteten Befindlichkeitsveränderungen einhergehen. Diese Interpretation wird durch klinische Befunde gestützt, die bei Gewichts- oder Schlafveränderungen unterschiedliche biologische Profile erkennen lassen. Da auch bei affektiven Erkrankungen Veränderungen in diesen Bereichen bekannt sind, lassen die durch die Jahreszeiten bedingten Veränderungen der physikalischen Umwelt und deren Rückwirkung auf den Organismus einen Einblick in die Pathogenese der Erkrankung erwarten.

In dieser Untersuchung konnte in einer randomisierten Stichprobe der Bevölkerung eine graduell unterschiedliche Ausprägung saisonal abhängiger Verhaltens- und Befindlichkeitscharakteristika gefunden werden. Man kann daher davon ausgehen, daß das Merkmal der Saisonalität beim Menschen als Dimension vorliegt, wobei SAD-Patienten auf dem einen Ende des Spektrums und Menschen mit keiner oder einer nur gering ausgeprägten Saisonalität am anderen Ende des Spektrums anzunehmen sind. Mit anderen Worten ausgedrückt, während die Saisonalität bei einem Großteil der Bevölkerung als Normvariante unterschiedlicher Ausprägung vorzuliegen scheint, kann sie bei SAD-Patienten Krankheitswertigkeit erreichen.

Die saisonal abhängige Symptomatik wurde in dieser Untersuchung mit dem *Seasonal Pattern Assessment Questionnaire (SPAQ)* erfaßt, und aufgrund der Erfahrungen mit diesem Untersuchungsinstrument wurde auch der Versuch unternommen, daraus diagnostische Rückschlüsse für die Identifizierung von SAD-Patienten zu gewinnen. Da die Festlegung der Diagnose einer SAD nur aufgrund dieser Fragebogenerhebung diskussionswürdig ist, ist es wichtig, in diesem Zusammenhang zu betonen, daß eine Untergruppe (n = 40) der Stichprobe (n = 416) anhand standardisierter Diagnoseinstrumente persönlich nachuntersucht wurde. Es zeigte sich, daß alle aufgrund der SPAQ-Kriterien gestellten Diagnosen bestätigt werden konnten, und darüber hinaus wurden dadurch auch SAD-Patienten diagnostiziert, die durch die SPAQ Kriterien nicht erfaßt wurden. Dies weist darauf hin, daß die berichtete Prävalenzrate für die Winter-SAD (4,7% der Allgemeinbevölkerung von Montgomery County/USA) wahrscheinlich nicht zu hoch gegriffen ist. Die in dieser Untersuchung vorgenommenen Schätzungen über die Häufigkeit der SAD-Patienten und deren subsyndromalen Form müssen jedoch trotzdem als vorläufig angesehen werden und bedürfen der Überprüfung in weiteren, prospektiv angelegten Studien. Dabei wäre es wünschenswert, wenn die Untersuchungsanordnung außer der Selbstbeurteilung auch eine objektive Dokumentierung über die Saisonalität der Indexpopulation beinhalten würde, wie sie z.B. durch Dritte möglich ist.

Die lebensspendende Kraft der Sonne ist schon von alters her bekannt, und deshalb wurde auch spekuliert, daß die Art der Lichttherapie, wie sie bei SAD-Patienten erfolgreich angewandt wird, evtl. die Befindlichkeit eines jeden Menschen verbessern könnte. Es war daher ein weiteres Ziel, in dieser als Mehrebenenuntersuchung angelegten Studie zu erforschen, wie eine randomisierte Stichprobe der Allgemeinbevölkerung auf die Lichttherapie reagieren würde und ob daraus allgemeine Empfehlungen abgeleitet werden können, die auch von psychohygienischer Bedeutung sind. Um diese Frage zu beantworten, wurde von der zuvor beschriebenen epidemiologischen Stichprobe (n = 416) eine Untergruppe von 40 Probanden gezogen, bei der die Verteilung der Höhe des Saisonalitätsscores dem der Allgemeinbevölkerung entsprach. In einer kontrollierten Studie wurden 2 Gruppen von je 20 Probanden für die Dauer von einer Woche jeweils mit morgendlich 2 h hellem weißem Licht (HWL) oder gedämpftem Licht (GL) behandelt. Die beiden Gruppen waren nach Alter, Geschlecht und dem Ausprägungsgrad des Saisonaliätsscores parallelisiert. Aufgrund der geringen Fallzahl lassen sich als Ergebnis dieser Untersuchung nur Tendenzen aufzeigen, deren Allgemeingültigkeit einer Bestätigung durch weitere Studien bedürfen. Diese Tendenzen legen die Annahme nahe, daß von der Therapie mit HWL nur der Anteil der Bevölkerung profitiert, der an sich deutliche oder stark ausgeprägte Schwierigkeiten im Herbst und/oder Winter verspürt (Winter-SAD und deren subsyndromale Form) bzw. an einer depressiven Symptomatik leidet. Während sich die Patienten mit einer Winter-SAD unter der Behandlung mit GL nicht verbesserten, zeigten in der vorgelegten Untersuchung auch Probanden mit einer subsyndromalen Winter-SAD einen Effekt mit dieser, im Vergleich zu HWL deutlich geringeren, Lichtintensität. Im Gegensatz dazu ergaben sich jedoch für die Probanden ohne eine retrospektiv berichtete Saisonalität und ohne eine aktuell vorliegende depressive Symptomatik nach einer einwöchigen Lichttherapie mit entweder HWL oder GL keine psychometrisch meßbaren Veränderungen.

In dem 4. Teil dieser Arbeit wird anhand eigener Befunde der Zusammenhang zwischen immunologischen Parametern und der Saisonalität einerseits sowie deren Veränderung durch Lichttherapie andererseits beschrieben. Darüber hinaus wird auch eine Literaturübersicht der saisonal abhängigen biologischen Variablen gegeben, die für die derzeitige psychiatrische Forschung von Bedeutung sind. Die Befunde der immunologischen Studie wurden an der Untergruppe der Stichprobe der Allgemeinbevölkerung erhoben, an der auch die weiter oben beschriebene Lichttherapiestudie durchgeführt wurde. Es zeigte sich eine signifikante positive Korrelation zwischen der Anzahl der Natural-killer-Zellen und dem Grad der Saisonalität. Das heißt mit anderen Worten ausgedrückt, je mehr ein Proband angab, Schwierigkeiten im Herbst-Winter zu haben, desto niedriger war die im Winter bestimmte Anzahl der Natural-killer-Zellen. Weiterhin konnte dargestellt werden, daß die durch Mitogene angeregte Blastogenese der Lymphozyten durch die Lichttherapie erhöht werden kann, wobei allerdings kein statistisch signifikanter Unterschied zwischen den beiden Beleuchtungsintensitäten - helles weißes Licht und gedämpftes Licht - gefunden werden konnte. Diese Befunde weisen ebenso wie die bereits zu diesem Thema publizierten Untersuchungen an anderen psychiatrischen Patientenpopulationen auf einen Zusammenhang zwischen Befindlichkeitsparametern und Immunologie hin. Dies läßt weitere Untersuchungen über die biologischen Grundlagen der Saisonalität mit immunologischen Methoden als erfolgversprechend erscheinen.

Zum jetzigen Zeitpunkt ist es noch unklar, inwiefern das Merkmal der Saisonalität als Vulnerabilitätsmarker für das Auftreten einer affektiven Verstimmung angesehen werden kann. Die beiden beschriebenen Formen der Winter- und Sommer-SAD, die gewissermaßen die Extremgruppen eines auch in der Allgemeinbevölkerung gefundenen Merkmals darstellen, weisen darauf hin, daß physikalische Prinzipien, wie eine Veränderung der Lichtverhältnisse und evtl. auch der Umgebungstemperatur, mit ins therapeutische Instrumentarium des Psychiaters aufgenommen werden können. Darüber hinaus stellen die mit der Veränderung der physikalischen Umgebung in Zusammenhang stehenden Verhaltens- und Befindlichkeitsveränderungen auch relativ einfach handhabbare Untersuchungsmodelle für die psychiatrische Forschung dar, die eine standardisierte wechselseitige Beurteilung von biologischen und psychometrisch faßbaren Variablen ermöglichen. Man kann daher annehmen, daß quantifizierbare Veränderungen der physikalischen Umgebung einen weiteren Einblick in die Pathophysiologie, Therapie und Prävention affektiver Erkrankungen versprechen.

Literatur

Abe K (1963) Seasonal fluctuation of psychiatric admissions, based on the data for 7 prefectures of Japan for a 7-year-period 1955-1961, with a review of the literature. Folia Psychiatr Jap 17:101-112

Abt K (1987) Descriptive data analysis: a concept between confirmatory and exploratory data analysis. Meth Inform Med 26:77-88

Ågren H, Terenius L (1983) Depression and CSF endorphin fraction I: Seasonal variation and higher levels in unipolar than bipolar patients. Psychiatry Res 10:303-311

Aitken RCB (1969) Measurement of feelings using visual analogue scales. Proceedings of the Royal Society of Medicine 67:17-21

Akiskal HS, Rosenthal TL, Haykal RF, Lemmi H, Rosenthal RH, Scott-Strauss A (1980) Characterological depressions. Arch Gen Psychiatry 37:777-786

Albrecht J, Helderman JH, Schlesser MA, Rush AJ (1985) A controlled study of cellular immune function in affective disorders before and during somatic therapy. Psychiatry Res 15:185-193

Amaldi P (1928) Stati affettivi delle psicosi maniacodepressive e ritmo stagionale. Riv sper di freniatr 53:461-477

American Psychiatric Association (1980) DSM-III. Diagnostic and statistical manual of mental disorders APA Press, Washington DC

American Psychiatric Association (1987) DSM-III-R. Diagnostic and statistical manual of mental disorders (third edition-revised). APA Press, Washington DC

Anderberg MR (1973) Cluster analysis for applications. Academic Press, New York, San Francisco London

Aneshensel CS, Frerichs RR, Clark VA, Yokopenic PA (1982) Measuring depression in the community: a comparison of telephone and personal interviews. Public Opinion Quarterly 46:110-121

Angst J, Dobler-Mikola A (1984a) The Zurich study. II. The continuum from normal to pathological depressive mood swings. Eur Arch Psychiatr Neurol Sci 234:21-29

Angst J, Dobler-Mikola A (1984b) The Zurich study: III Diagnosis of depression. Eur Arch Psychiatry Neurol Sci 234:30-37

Angst J, Dobler-Mikola A, Binder J (1984) The Zurich study - A prospective epidemiological study of depressive, neurotic and psychosomatic syndromes: I. Problems, methodology. Eur Arch Psychiatry Neurol Sci 234:13-20

Angst J, Grof P, Hippius H, Pöldinger W, Varga E, Weis P, Wyss F (1969) Verlaufsgesetzlichkeiten depressiver Syndrome. In: Das depressive Syndrom. Hippius H, Selbach H (Hrsg) Urban u Schwarzenberg, München, Berlin, pp 93-100

Arbisi PA, Depue RA, Spoont MR, Leon A, Ainsworth B (1989) Thermoregulatory response to thermal challenge in seasonal affective disorder: a preliminary report. Psychiatry Res 28:323-334

Arnold OH, Kryspin-Exner K (1965) Zur Frage der Beeinflussung des Verlaufes des manisch-depressiven Krankheitsgeschehens durch Antidepressiva. Wien Med Wochenschr 45/46:929-934

Arora RC, Kregel L, Meltzer HY (1984) Seasonal variation of serotonin uptake in normal controls and depressed patients. Biol Psychiatry 19:796-804

Arora RC, Meltzer HY (1988) Seasonal variation of imipramine binding in the blood platelets of normal controls and depressed patients. Biol Psychiatry 23:217-226

Aschoff J (1981) Annual rhythms in man. In: Aschoff J (Hrsg) Handbook of behavioral neurobiology. Plenum Press, New York, pp 475-487

Attarzadeh F (1983) Seasonal variation in stature and body weight. Int J Orthodontics 21:3-12

Ault KA, Antin JH, Ginsburg D, Orkin SH, Rappeport JM, Keohan ML, Martin P, Smith BR (1985) Phenotype of recovering lymphoid cell populations after marrow transplantation. J Exp Med 161:1483-1502

Aveline F, Baudelok C, Beveraggi M, Lalhou S (1984) Suicide et rhythmes sociaux. Econimie Statistiques 168:71-76

Avery DH, Khan A, Dager SR, Cox GB, Dunner DL (1990) Bright light treatment of winter depression: morning verus evening light. Acta Psychiatr Scand 82:335-338

Avery DH, Khan A, Dager SR, Cohen S, Cox GB, Dunner DL (1991) Morning or evening bright light treatment of winter depression? The significance of hypersomnia. Biol Psychiatry 29:117-126

Baastrup CP, Schou M (1967) Lithium as a prophylactic agent: its effect against recurrent depression and manic-depressive psychosis. Arch Gen Psych 16:162-172

Baillarger J (1845) Note sur une genre de folie dont les accés sont caractérisés par deux périodes réguliéres, l'une de dépression et l'autre d'exitation. Gazette Hebdomadaire de Medicine et Chirurgie 132:263-265

Bartko JJ (1980) Clustering: Some problems, strategies and techniques. Mental Health service system report. SERIES GN: Methodology, No.1. Multivariate statistical methodologies used in the international pilot study of schizophrenia

Bartko JJ, Kasper S (1989) Seasonal changes in mood and behavior in Montgomery County, Maryland: A cluster analytic approach. Psychiatry Res 28:227-239

Bartness TJ, Wade GN (1984) Photoperiodic control of body weight and energy metabolism in Syrian hamsters (Mesocricetus auratus): role of pineal gland, melatonin, gonads, and diet. Endocrinology 114:492-498

Bassi CJ, Powers MK (1986) Daily fluctuations in the detectability of dim lights. Physiol Behav 38:871-877

Beeber AR, Pies RW (1983) The nonmelancholic depressive syndromes. An alternative approach to classification. J Nerv Ment Dis 171:3-9

Beersma DGM (1990) Do winter depressives experience summer nights in winter? Arch Gen Psychiatry 47:879-880

Behall KM, Scholfield D, Hallfrisch JG, Kelsay JL, Reiser S (1984) Seasonal variation in plasma glucose and hormone levels in adult men and women. Am J Clin Nutr 40:1352-1356

Bick PA (1986) Seasonal major affective disorder. Am J Psychiatry 143:90-91

Birau W (1981) Melatonin in human serum: Progress in screening and clinic. In: Melatonin current status and perspectives. Birau N, Schloot W., (Hrsg), Pergamon press, Oxford, pp 287-295

Blazer D, Williams CD (1980) Epidemiology of dysphoria and depression in an elderly population. Am J Psychiatry 137:439-444

Blazer D, George LK, Landerman R, Pennybacker M, Melville ML, Woodbury M, Manton KG, Jordan K, Locke B (1985) Psychiatric disorders: a rural urban comarison. Arch Gen Psychiatry 42:651-656

Borkovec TD, Nau SD (1972) Credibility of analogue therapy rationals. J Behav Th Experiment Res 3:257-260

Boyce P, Parker G (1988) Seasonal affective disorder in the southern hemisphere. Am J Psychiatry 145:96-99

Bratescu A, Theodorescu M (1981) Circannual variations in B cell/T cell ratio in normal human peripheral blood. J Allergy Clin Immunol 68:273-280

Bray J, Turner AR, Dusel F (1981) Lithium and the mitogenic response of human lymphocytes. Clin Immunol Immunopathol 19:284-288

Brewerton T, Berrettini WH, Numberger JI, Linnoila M (1988) An analysis of seasonal fluctuations of CSF monoamine metabolites and neuropeptides in normal controls: findings with 5-HIAA and HVA. Psychiatry Res 23:257-265

Brown G, Craig TKJ, Harris TO (1985) Depression: distress or disease? Some epidemiological considerations. Br J Psychiatry 147:612-622

Buckwald B, McGrath RE, Resnick EV (1986) Preliminary evidence on the effectiveness of L-tryptophan as a treatment for seasonal affective disorder (persönliche Mitteilung)

Byerley WF, Brown JA, Lebegue B (1987) Treatment of seasonal affective disorder with morning light. J Clin Psychiatry 48:447-448

Calabrese JR, Kling MA, Gold PW (1987) Alterations in immunocompetence during stress, bereavement, and depression: focus on neuroendocrine regulation. Am J Psychiatry 144:1123-1134

Canon C, Levi F, Touitou Y, Sulon J, Demey-Ponsart E, Reinberg A, Mathe G (1986) Circadian and seasonal changes of the inducer:suppressor ratio (OKT4+:OKT8+) in venous blood of healthy adults. C R Acad Sci 302:519-524

Carlsson A, Svennerholm L, Winblad B (1980) Seasonal and circadian monoamine variations in human brains examined post mortem. Acta Psychiat Scand 61:75-83

Carter DS, Goldman BD (1983) Antigonal effects of timed melatonin infusion in pinealectomized male Djungarian hamsters (phodopus sungorus): duration is the critical parameter. Endocrinology 1261:1257-1261

Checkley S, Winton F, Franey C (1986) Antidepressant effects of light in seasonal affective disorder. Presented at the Royal College of Psychiatry, Southhampton, England

Chrometzka F (1940) Sommer-Winterrhythmus im menschlichen Stoffwechsel. Klin Wochenschr 19:972-976

Cliff A, Haggett P, Ord K (1986) Spatial aspects of influenza epidemics. Pion Limited, London. 1986, pp1-3, 24, 126

Colombotos J (1969) Personal versus telephone interviews: effect on responses. Public Health Rep 84:773-782

Comstock GW, Helsing KJ (1976) Symptoms of depression in two communities. Psychol Med 6:551-563

Coste FHP (1891) Five years pulse curve. Nature 44:35-37

Craig TJ, Van Natta PA (133) Presence and persistence of depressive symptoms in patient and community populations. Am J Psychiatry 133:1426-1429

Crisp AH, Stonehill E (1973) Aspects of the relationships between sleep and nutrition: a study of 375 psychiatric outpatients. Br J Psychiatry 12:379-394

Cummings MA, Berga SL, Cummings KL, Kripke DF, Haviland MG, Golshan S, Gillin JC (1989) Light suppression of melatonin in unipolar depressed patients. Psychiatry Res 27:351-355

Czeisler CA, Kronauer RE, Allan JS, Duffy JF, Jeweit ME, Brown EN, Ronda JM (1989) Bright light induction of strong (type 0) resetting of the human circadian pacemaker. Science 244:1328-1333

Dark J, Zucker I (1985) Seasonal cycles in energy balance: regulation by light. In: Wurtmann RJ Baum MJ Potts JT (Hrsg) The medical and biological effects of light. Ann NY Acad Sci 453:170-181

Davis TRA, Johnston DR (1961) Seasonal acclimatization to cold in man. J Appl Physiol 16:231-234

De Maio D, Caradente F, Riva C (1982) Evaluation of circadian, circaseptan and circannual periodicity of attempted suicides. Chronobiologia 9:185-193

Detre TP, Himmelhoch H, Schwartzburg M, Anderson CM, Byck R, Kupfer DJ (1972) Hypersomnia and manic-depressive disease. Am J Psychiatry 128:1303-1305

Depue RA, Iacono WG, Muir R, Arbisi P (1988) Effect of phototherapy on spontaneous eye blink rate in subjects with seasonal affective disorder. Am J Psychiatry 145:1457-1459

Dewhurst K (1962) A seventeenth-century symposium on manic-depressive psychosis. Br J Med Psychol 35:113-125

Dietzel M (1990) Die Lichttherapie der endogenen Depression. Ein Beitrag zur chronobiologischen Forschung in der Psychiatrie. Monographien aus dem Gesamtgebiet der Psychiatrie, Band 54, Springer, Berlin Heidelberg New York

Dietzel M, Waldhauser F, Lesch OM, Musalek M, Walter H (1986) Bright light treatment success not explained by melatonin. J Interdiscip Cycle Res 16:165

Dillman DA (1978) Mail and telephone surveys. The total design method. John Wiley u Sons Inc, New York Chicester Brisbane Toronto Singapore

Dijk DJ, Cajochen C, Borbély AA (1991) Effect of a single 3-hour exposure to bright light on core body temperature and sleep in humans. Neurosci Lett 121:59-62

Dixon WJ (Hrsg) (1983) BMDP Statistical Software. University of California Press. Berkeley, California

Dorian BJ, Keystone E, Garfinkel PE, Brown GM (1981) Immune mechanism in acute psychological stress. Psychosom Med 43:84

DSM-III-R (1989): Diagnostisches und statistisches Manual psychischer Störungen, übersetzt nach der Revision der 3. Auflage des Diagnostic and statistical manual of mental disorders der American Psychiatric Association. Dt. Bearbeitung von: Wittchen H.U., Saß H, Zaudig M, Koehler K, p 279

Durkheim E, Spaulding JA, Simpson C (1952) Suicide: a study in sociology. Routledge and Kegan Paul, London

Eastwood MR, Peacocke J (1976) Seasonal patterns of suicide, depression and electroconvulsive therapy. Brit J Psychiatry 129:472-475

Eastwood MR, Peter AM (1988) Epidemiology and seasonal affective disorder. Psychol Med 18:799-806

Eastwood MR, Stiasny S (1978) Psychiatric disorder, hospital admission and season. Arch Gen Psychiatry 35:769-771

Eastwood MR, Whitton JL, Kramer PM, Peter AM (1985) Infradian rhythms, a comparison of affective disorders and normal persons. Arch Gen Psychiatry 42:295-299

Eaton WW, Kessler LG (Hrsg) (1985) Epidemiologic field methods in psychiatry: The NIMH epidemiological catchment area program. Academic Press: New York

Egrise D, Rubinstein M, Schoutens A, Cantraine F, Mendlewicz (1986) Seasonal variation of platelet serotonin uptake and 3H-imipramine binding in normal and depressed subjects. Biol Psychiatry 21:283-292

Eisen JN, Irwin J, Quay J, Livnat S (1989) The effect of antidepressants on immune function in mice. Biol Psychiatry 26:805-817

Elliot JA (1976) Circadian rhythms and photoperiodic time measurements in mammals. Fed Proc 35:2339-2346

Erkwoh R (1986) Schlafende Depression. Psychopathologische und biochemische Befunde einer Einzelfallanalyse. Nervenarzt 57:538-541

Esquirol E (1845) Mental maladies: a treatise on insanity, Übersetzung: E.K.Hunt. Lea and Blanchard, Philadelphia, pp 275-315

Fanget F, Terra JL, Dalery J, Brun J, Claustrat B, Marie-Cardine M, Guyotat J (1990) Rhythme circannuel de mélatonine chez des patients maniaco-dépressifs. L'Encéphale 16:197-202

Fauci AS, Dale DC, Ballow JE (1976) Glucocorticoid therapy: Mechanisms of action and clinical considerations. Ann Int Med 84:304-315

Faust V, Sarreither P (1975) Jahreszeit und psychiatrische Krankheit. Med Klin 70:467-473

Fernandez LA, Fox RA (1980) Perturbation of the human immune system of lithium. Clin Exp Immunol 41:527-432

Fleiss JL, Williams JBW, Dubro AF (1986) The logistic regression analysis of psychiatric data. J Psychiatr Res 20:195-209

Fleischhauer J, Glauser G, Hofstetter P (1988) The influence of light therapy in depressive patients. Pharmacopsychiat 21:414-415

Frangos E, Athenassenas G, Tsituourides S, Psilolignos P, Robos A, Katsanou N, Bulgaris C (1980) Seasonality of the episodes of recurrent affective psychoses. J Affective Disord 2:239-247

Garvey MJ, Mungas D, Tollefson GD (1984) Hypersomnia in major depressive disorders. J Affective Disord 6:283-286

Griesinger W (1845) Die Pathologie und Therapie der psychischen Krankheiten. A. Krabbe, Stuttgart, p 175

Grota LJ, Yerevanian BI, Gupta K, Kruse J, Zborowski L (1989) Phototherapy for seasonal major depressive disorder: effectiveness of bright light of high or low intensity. Psychiatry Res 29:29-35

Groves RM, Kahn RL (1979) Surveys by telephones. Academic Press, New York

Guagnano MT, Angelucci E, Del Ponte A, Boni R, Sensi S (1984) Variazioni circadiane e circannuali del livelli del TSH a della prolattina plasmatica in adulti sani de sesso aschile. Boll Soc It Biol Sper 60:2039-2045

Guillemin R, Cohn M, Melnechuk T (1985) Neural modulation of immunity. New York, Raven Press

Gunkel RD, Bornschein H (1957) Automatic intensity control in testing dark adaptation. AMA Arch Ophthalmol 57:681-686

Gutjahr L, Kuenkel H, Machleidt W (1977) Jahreszeitliche Einflüsse auf die Grundaktivität und einige andere EEG-Merkmale. Z EEG-EMG 8:21-226

Gwinner E (1981) Annual rhythms: perspective. In: Aschoff J. (Hrsg), Handbook of behavioral neurobiology. Biological Rhythms. Vol 4, pp 381-389, New York, Plenum Press

Haggag A, Eklund B, Linaker O, Götestam KG (1990) Seasonal mood variation: an epidemiological study in northern Norway. Acta Psychiatr Scand 81:141-145

Halberg F, Engeli M, Hamburger C, Hillman D (1965) Spectral resolution of low frequency small-amplitude rhythms in excreted 17-ketosteroids: probable androgen induced circaseptan desynchronisation. Acta Endocrinol 50 (Suppl 103):405-417

Hall N, Goldstein A (1981) Neurotransmitters and the immune system. In: Psychoneuroimmunology (ed. R. Ader), New York, Academic press

Hamada N, Ohno M, Morii H, Jaeduk N, Yamakawa J, Inaba M, Ikeda S, Wada M (1984) Is it necessary to adjust the replacement dose of thyroid hormone to the season in patients with hypothyroidism? Metabolism 33:215-218

Hamilton M (1967) Development of a rating scale for primary depressive illness. Br J Soc Clin Psychol 6:278-296

Hare EH, Walter SD (1978) Seasonal variation in admissions of psychiatric patients and its relation to seasonal variation in their births. J Epidemiol Community Health 32:47-52

Harrop JS, Ashwell K, Hopton MR (1985) Circannual and within-individual variations of thyroid function tests in normal subjects. Ann Clin Biochem 22:371-375

Hart DA (1979) Potentiation of phytohemagglutinin stimulation of lymphoid cells by lithium. Exp Cell Res 119:47-53

Hata T, Ogihara T, Maruyama A, Mikami H, Nakamaru M, Naka T, Kumahara Y, Nuget CA (1982) The seasonal variation of blood pressure in patients with essential hypertension. Clin and Exper Hyper Theory and Practice A4:341-354

Haus E, Halberg F (1970) Circannual rhythm in level and timing of serum corticosterone in standardized inbred mature C-mice. Environ Res 3:81-106

Haus E, Lakatu DJ, Halberg F, Cornelissen G, Sackett L, Berg HG, Kawasaki T, Uezono K, Matsuoka M, Omae T (1980) Chronobiological studies of plasma prolactin in women in Kyushu, Japan and Minnesota, USA. J Clin Endocrin Metabol 51:632-640

Haus E, Nicolau G, Halberg F, Lakatua D, Sackett-Lundeen H (1983) Circannual variations in plasma insulin and C-peptide in clinically healthy subjects. Chronobiologca 10:132

Heerwagen JH (1990) Affective functioning, "light hunger," and room brightness preerences. Envir Behav 22:608-635

Hellekson CJ, Kline JA, Rosenthal NE (1986) Phototherapy for seasonal affective disorder in Alaska. Am J Psychiatry 143:1035-1037

Hellestrand K, Hermodsson S, Strannegard O (1985) Evidence for a ß-adrenoreceptor-mediated regulation of human natural killer cells. J Immunol 134:4095-4099

Hellpach W (1911) Die geopsychischen Erscheinungen. W. Engelmann, Leipzig

Heim M (1988) Zur Effizienz der Bright-Light-Therapie bei zyklothymen Achsensyndromen - eine cross-over-Studie gegenüber partiellem Schlafentzug. Psychiat Neurol med Psychol 40:269-277

Hersey P, Haran G, Hasic E, Edwards A (1983) Alteration of T cell subsets and induction of suppressor T cell activity in normal subjects after exposure to sunlight. J Immunology 31:171-174

Hinton JM (1963) Patterns of insomnia in depressive states. J Neurol Neurosurg Psychiatry 26:184-189

Hirschfeld RMA, Cross CK (1982) Epidemiology of affective disorders. Arch Gen P sychiatry 39:35-46

Hochstim JA (1967) A critical comparison of three strategies of collecting data from households. J Am Statist Assoc 62:976-989

Hoddes E, Dement W, Zarcone V (1972) The development and use of the Stanford Sleepiness Scale. Psychophysiology 9:150

Hoffmann K (1981) Photoperiodism in vertebrates. In: Handbook of Behavioral Neurobiology, Vol 4, Aschoff J (Hrsg) New York, Plenum Press, pp 449-473

Hoffmann RA, Davidson K, Steinberg K (1982) Influence of photoperiod and temperature on weight gain, food consumption, fat pads and thyroxine in male golden hamsters. Growth 46:150-162

Hollwich F (1979) The influence of ocular light perception on metabolism in man and in animal. Springer, New York Heidelberg Berlin

Humphris FH (1924) Artificial sunlight and its therapeutic uses. Humphrey Milford Oxford Univ Press, London, pp 221-223

Immelmann K (1973) Role of the environment in reproduction as source of predictive information. In: Famer DS (Hrsg) Breeding biology of birds. National Academy of Siences, Washington D.C., pp 121-147

Irwin M, Daniels M, Bloom ET, Smith TL, Weiner H (1987a) Life events, depressive symptoms, and immune function. Am J Psychiatry 144:437-441

Irwin M, Smith TL, Gillin C (1987b) Low natural killer cytotoxicity in major depression. Life Sciences 41:2127-2133

Jackson SW (1986) Melancholia and depression from hippocratic times to modern times. New Haven, Yale University Press

Jacobsen FM, Wehr TA, Skweier RA, Sack DA, Rosenthal NE (1987) Morning- versus midday-phototherapy of seasonal affective disorder. Am J Psychiatry 144:1301-1305

Jacobsen FM, Wehr TA, Rosenthal NE (im Druck) The pineal and seasonal reproduction in seasonal affective disorder. In: Pancheri P Zichella L (Hrsg) Biorhythms and stress in the physiopathology of reproduction. Hemisphere Publishing Corporation, Washington D.C.

James SP, Wehr TA, Sack DA, Parry BL, Rosenthal NE (1985) Treatment of seasonal effective disorder with light in the evening. Brit J Psychiatry 147:424-428

James SP, Wehr TA, Sack DA, Parry BL, Rogers LBS, Rosenthal NE (1986) The dexamethasone suppression test in seasonal affective disorder. Compr Psychiatry 27:224-226

Jasnoski ML, Kugler J (1987) Relaxation, imagery, and neuroimmunomodulation. Ann NY Acad Sci 496:722-730

Jefferson JW (1986) An early study of seasonal depression. Am J Psychiatry 143:261-262

Jemmot JB, Borysenko JZ, Borysenko M, McClelland DC, Chapman R, Meyer D, Benson H (1983) Academic stress, power, motivation and decrease in secretion rate of salivary secretory immunoglobulin A. Lancet I:1400-1402

Jesberger JA, Richardson JS (1985) Animal models of depression: parallels and correlates to severe depression in humans. Biol Psychiatry 20:764-784

Karson CN, Berman KF, Kleinman J, Karoum F (1984) Seasonal variation in human central dopamine activity. Psychiatry Res 11:111-117

Kaschla WP, Aschauer HN (1990) Psychoimmunologie. Thieme Verlag Stuttgart New York

Kaschka WP, Mokrusch T, Korth M (1987) Early physiological effects of lithium treatment: electrooculographic and adaptometric findings in patients with affective and schizoaffective psychoses. Pharmacopsychiat 20:203-207

Kasl SV, Evans AS, Niederman JC (1979) Psychosocial risk factors in the development of infectious mononucleosis. Psychosom Med 41:445-466

Kasper S, Rogers SL, Yancey AL, Schulz PM, Skwerer RG, Rosenthal NE (1988a) Phototherapy in subsyndromal seasonal affective disorder (S-SAD) and "diagnosed" controls. Phamakopsychiat 21:428-429

Kasper S, Wehr TA, Rosenthal NE (1988b) Saisonal abhängige Depressionsformen (SAD). I. Grundlagen und klinische Beschreibung des Syndroms. Nervenarzt 59:191-199

Kasper S, Wehr TA, Rosenthal NE (1988c) Saisonal abhängige Depressionsformen (SAD). II. Beeinflussung durch Phototherapie und biologische Ergebnisse. Nervenarzt 59:200-214

Kasper S, Wehr TA, Rosenthal NE (1988d) Hormonal rhythms in affective disorders and their reaction to sleep deprivation and light therapy. Neuro Endocrinol Letters 10:209

Kasper S, Rogers LBS, Yancey A, Schulz PM, Skwerer RG, Rosenthal NE (1989a) Phototherapy in individuals with and without subsyndromal seasonal affective disorder. Arch Gen Psychiatry 46:837-844

Kasper S, Rogers SLB, Yancey A, Skwerer RG, Schulz PM, Rosenthal NE (1989b) Psychological effects of light therapy in normals. In: Seasonal affective disorders and phototherapy. Rosenthal NE, Blehar M (Hrsg). Guilford Press New York/London, pp 260-270

Kasper S, Rosenthal NE (1989c) Anxiety and depression in seasonal affective disorders and the therapeutic effect of light therapy. In: Anxiety and depression: distinctive and overlapping features. Kendall PC, Watson D (Hrsg) Academic Press, Orlando, pp 341-375

Kasper S, Wehr TA, Sack DA (1989d) Therapeutischer Schlafentzug und Energiehaushalt. In: Pflug B u. Lemmer H (Hrsg) Chronopharmakologie und Chronobiologie. Fischer, Stuttgart New York, pp 53 -79

Kasper S, Wehr TA, Bartko JJ, Gaist PA, Rosenthal NE (1989e) Epidemiological findings of seasonal changes in mood and behavior. A telephone survey of Montgomery County, Maryland, USA. Arch Gen Psychiatry 46:823-833

Kasper S, Kamo T (1990a) Seasonality in major depressed inpatients. J Affective Disord 19:243-248

Kasper S, Hennemann-Hohenfried U (1990b) Zirkadiane und saisonale Rhythmen immunologischer Funktionen bei affektiven Störungen. In: Kaschka P und Aschauer HN (Hrsg) Psychoimmunologie, Thieme Stuttgart New York, pp 64-74

Kasper S, Peters S, Maienberg P, Wicharz G, Pastoors L, Zinner J (1990c) Erfahrungen mit einer Spezialambulanz für saisonal abhängige Depressionen (SAD) und Phototherapie. Zentralbl Neurol-Psychiat 255: 218-219

Kasper S, Rogers SL, Madden PA, Joseph-Vanderpool JR, Rosenthal NE (1990d) The effects of phototherapy in the general population. J Affective Disord 18:211-219

Kasper S, Ruhrmann S (1990e) Lichttherapie zur Behandlung saisonal abhängiger Depressionen (SAD). PSO Magazin, Wissenschaftl. Beiheft

Kasper S, Voll G, Vieira A, Kick H (1990f) Response to total sleep deprivation before and during treatment with fluvoxamine or maprotiline in patients with major depression - results of a double-blind study. Pharmacopsychiatry 135:135-142

Kasper S, Rosenthal NE, Barberi S, Williams A, Tamarkin L, Rogers SLB, Pillemer SR (1991) Immunological correlates of seasonal fluctuations in mood and behavior and their relationship to phototherapy. Psychiatry Res 36:253-264

Kasper S, Rosenthal NE, Wehr TA (im Druck) Reduzierte Amplitude circadianer Hormonprofile bei Patienten mit saisonal abhängiger Depression (SAD). In: Gaebel W, Laux G (Hrsg) Biologische Psychiatrie

Kathol RG (1985) Persistent elevation of urinary free cortisol and loss of circannual periodicity in recovered depressive patients. J Affective Disord 8:137-145

Kegeles SS, Fink CF, Kirscht JP (1969) Interviewing a national sample by long-distance telephone. Public Opinion Quart 33:419-412

Kellogg JH (1910) Light therapeutics: a practical manual of phototherapy for the student and practitioner. Good Health Publishing Co, Battle Creek Michigan

Kelly JP (1982) Principles of neural science, Kandel ER und Schwartz JH (Hrsg). Elsevier North Holland, Inc. New York, 1982, pp 226-235

Kevan SM (1980) Perspectives on season of suicide: a review. Soc Sci Med 14d:369-378

Kiecold-Glaser JK, Ricker D, Georg J (1984) Urinary cortisol levels, cellular immunocompetency, and loneliness in psychiatric inpatients. Psychosom Med 46:15-23

Kinkelin M (1954) Verlauf und Prognose des Manisch-depressiven Irreseins. Schweiz Arch Neurol 73:100-146

Kivelä A, Kauppila A, Ylöstalo P, Vakkuri O, Leppäluoto J (1988) Seasonal, menstrual and circadian secretions of melatonin, gonadotropins and prolactin in women. Acta Physiol Scand 132:321-327

Klecka WR, Tuchfarber AJ (1978) Random digit dialing: a comparison to personal surveys. Public Opinion Quart 42:114-105

Kleitman N, Ramsaroop A (1948) Periodicity in body temperature and heart rate. Endocrinology 43:1-20

Klinker L, Spangenberg W (1985) Zum Einfluß des Lichtes auf die menschliche Regulation - Ergebnisse über jahreszeitliche Variationen der Pupillenweite. Z ges Hyg 31:88-90

Köhler WK, Pflug B (1989) Lichttherapie depressiver Erkrankungen. In: Pflug B, Lemmer B (Hrsg) Chronobiologie und Chronopharmakologie. Gustav Fischer, Stuttgart, pp 81-98

Kollibay-Uter H (1921) Über die Jahreskurve geistiger Erkrankungen. Zeitschr Ges Nervenh Psych 65:351-363

Kollop MA, Bicakova-Rocher A, Drouin P, Mejean L, Deebry G (1986) Ultradian, circadian and circannual rhythms of blood glucose and injected insulin documented in six self-controlled diabetics. In: Ann Rev Chronopharmacol, Vol 43A. Reinberg A, Smolensky M, Labrecque G. (Hrsg), Pergamon Press Oxford, pp 389-390

Konno N (1978) Comparison between the thyrotropin response to thyrotropin-releasing hormone in summer and that in winter in normal subjects. Endocrinol Japon 25:635-639

Konno N, Morikawa K (1982) Seasonal variation of serum thyrotropin concentration and thyrotropin response to thyrotropin-releasing hormone in patients with primary hypothyroidism on constant replacement dosage of thyroxine. J Clin Endocrinol Metab 54:1118-1124

Kovacs R (1924) Electrotherapy and the elements of light therapy. Lea u Febiger, Philadelphia

Kovess V, Murphy BM, Tousignant M (1987) Urban-rural comparison of depressive disorders in French Canada. J Nerv Ment Dis 175:457-466

Kraepelin E (1913) Psychiatrie. Ein Lehrbuch für Studierende und Ärzte. 8. Auflage, III Band, p 1326, Johann Ambrosius Barth, Leipzig

Kräuchi K, Wirz-Justice A (1988) The four seasons: Food intake frequency in seasonal affective disorder in the course of a year. Psychiatry Res 25:323-338

Kraines S (1957) Mental depressions and their treatment. MacMillan Co, New York

Kraines SH (1972) Weight gain and other symptoms of the ascending depressive curve. Psychosomatics 13:23-33

Kripke DF, Risch SC, Janowsky D (1983) Bright white light alleviates depression. Psychiat Res 10:105-112

Kripke DF, Gillin JC, Mullaney DJ (1987) Treatment of major depressive disorders by bright white light for five days. In: Halaris A (ed) Chronobiology and neuropsychiatric disorders. Elsevier New York, pp 207-218

Kripke DF, Mullaney DJ, Savides TJ, Gillin JC (1989) Phototherapy for nonseasonal major depressive disorders. In: Rosenthal NE, Blehar M (eds) Seasonal affective disorder and phototherapy. Guilford Press, pp 342-356

Kronfol Z, Silva J, Greden J, Dembrindki S, Gardner R, Carroll B (1983) Impaired lymphocyte function in depressive illness. Life Sciences 33:241-247

Kronfol Z, House JD, Silva JJ, Greden J, Carroll BJ (1986) Depression, urinary free cortisol excretion and lymphocyte function. Br J Psychiatry 148:70-73

Kuhs H, Tölle R (1986) Schlafentzug (Wachtherapie) als Antidepressivum. Fortschr Neurol Psychiat 54:341-355

Kukopulos A, Reginaldi D (1973) Does lithium prevent depressions by suppressing manias? Int Pharmacopsychiat 8:152-158

Kupfer DJ, Himmelhoch JM, Swartzburg M, Anderson C, Byck R, Detre TP (1972) Hypersomina in manic-depressive disease. Dis Nerv Syst 33:720-724

Kupfer DJ, Foster FG, Detre TP, Himmelhoch J (1975) Sleep EEG and motor activity as indicators in affective states. Neuropsychobiology 1:296-303

Kupfer DJ, Coble PA, Rubinstein D (1979) Changes in weight during treatment for depression. Psychosom Med 41:535-543

Lacoste V, Spiegel R (1985) Seasonal variation in thermoregulatory and psychometric parameters in healthy subjects. Experientia 41:831

Lam RW, Berkowitz AL, Berga SL, Clark CM, Kripke DF, Gillin JC (1990) Melatonin suppression in bipolar and unipolar mood disorders. Psychiatry Res 33:129-134, pp 211-231

Lange J (1928) Die endogenen und reaktiven Gemütserkrankungen und die manisch-depressive Konstitution. In: Bumke O (Hrsg) Handbuch der Geisteskrankheiten, Band 6 Springer Berlin

Lascelles RG (1966) Atypical facial pain and depression. Br J Psychiatry 112:651-659

Lester D (1972) Why people kill themselves. Charles C Thomas, Springfield, IL

Leuthold GH (1940) Jahreszeit und Phasenbeginn manisch-depressiver Psychosen. Arch Psychiat 111:55-61

Lévi FA, Canon C, Touitou Y, Reinberg A, Mathé G (1988) Seasonal modulation of circadian time structure of circulating T and natural killer lymphocyte subsets from healthy subjects. J Clin Invest 81:407-413

Lewy AJ, Wehr TA, Goodwin FK, Newsome DA, Markey SP (1980) Light suppresses melatonin secretion in humans. Science 210:1267-1269

Lewy AJ, Wehr TA, Goodwin FK, Newsome DA, Rosenthal NE (1981) Manic-depressive patients may be supersensitive to light. Lancet 1:383-384

Lewy AJ, Kem HA, Rosenthal NE, Wehr TA (1982) Bright artificial light treatment of a manic-depressive patient with a seasonal mood cycle. Am J Psychiatry 139:1496-1498

Lewy AL, Sack RL, Miller S, Hoban TM (1987) Antidepressant and circadian phase-shifting effects of light. Science 235:352-354

Liebowitz MR, Quitkin FM, Steward JW, McGrath PJ, Harrison W, Rabkin J, Tricamo E, Markowitz JS, Klein DF (1984) Phenelzine vs imipramine in atypical depression. Arch Gen Psychiatry 41:669-667

Lincoln GA (1983) Photoperiodism: melatonin as a seasonal time cue: a commercial story. Nature 302:755

Lingjaerde O, Bratlid T, Hansen T, Gtestam KG (1986) Seasonal affective disorder and midwinter insomnia in the far north: Studies on two related chronobiological disorders in Norway. Proc Coll Inter Neuro-Psychopharm 9:187-189

Locke SE, Kraus L, Leserman J (1984) Life change stress, psychiatric symptoms, and natural killer cell activity. Psychosom Med 46:441-453

Mac Murray JP, Barker JP, Amstrong JD, Bozetti LP, Kuhn IN (1983) Circannual changes in immune function. Life Sci 32:2363-2370

Machleidt W, Gutjahr L (1984) Ultradiane Periodik, Tages- und Jahresrhythmen im Elektroencephalogramm. Fortschr Neurol Psychiat 52:135-145

Magnusson A, Kristbjamarson H (1991) Treatment of seasonal affective disorder with high-intensity light. A phototherapy study with an icelandic group of patients. J Affective Disord 21:141-147

Maluish AE, Strong DM (1986) Manual of clinical laboratory immunology. Rose NR, Friedman H, Fahey JL (Hrsg). American Society for Microbiology, Washington, D.C., pp 274-281

Martikainen H, Tapanainen J, Vakkuri O, Leppaluoto J, Huhtamiemi I (1985) Circannual concentrations of melatonin, gonadotrophins, prolactin and gonadal steriods in a geographical area with large variations in daylight. Acta Endocrinol 109:446-450

Marx H (1946) "Hypophysäre Insuffizienz" bei Lichtmangel. Klin Wochenschr 24/25:18-21

Matussek P, Halbach A, Troeger U (1965) Endogene Depression. Eine statistische Untersuchung unbehandelter Fälle. Urban u Schwarzenberg, München Berlin

Mayer-Gross W, Slater E, Roth M (1960) Clinical Psychiatry, p 207, London, Cassell and Company Ltd

Mc Grath RE, Buckwald B, Resnick EV (1990) The effect of L-tryptophan on seasonal affective disorder. J Clin Psychiatry 51:162-163

Mc Lellan GH, Riley WJ, Davies CP (1979) Season variation in serum thyroxine. Lancet I 8121:883-884

Mc Nair DM, Lorr M, Droppelmann LF (1981) Profile of mood states. Educational and Industrial Testing Service, San Diego

Meller I, Fichter M, Weyrer S, Witzke W (1989) The use of the psychiatric facilities by depressives: results of the Upper Bavarian study. Acta Psychiatr Scand 79:27-31

Meyer RJ, Haggerty R (1962) Streptococcal infections in families: factors altering individual susceptibility. Pediatrics 29:539-549

Micciolo R, Williams P, Zimmermann-Tansella C, Tansella M (1991) Geographic and urban-rural variation in the seasonality of suicide: some further evidence. J Affective Disord 21:39-43

Michaelis R (1964) Depressive Verstimmung und Schlafsucht. Arch Psychiatr Z Neurol 206:345-355

Milstein V, Small JG, Shelbourne D, Small IF (1976) Manic depressive illness: onset, diurnal temperature, and season of birth. Dis Nerv Syst 37:373-375

Möller HJ (1989) Standardisierte psychiatrische Befunderhebung. In: Kisker KP, Lauter H, Meyer J-E., Müller C, Strömgren E (Hrsg) Psychiatrie der Gegenwart, Band 9, pp 13 - 45

Möller HJ, Benkert O (1980) Methoden und Probleme der Beurteilung der Effektivität psychopharmakologischer und psychologischer Therapieverfahren. In: Biefang S (Hrsg) Evaluationsforschung in der Psychiatrie. Fragestellungen und Methoden. Enke, Stuttgart, pp 54-128

Möller HJ, v. Zerssen D (1982) Psychopathometrische Verfahren. II. Standardisierte Beurteilungsverfahren. Nervenarzt 54:1-16

Morison WL (1985) Photoimmunology: study of the effects of nonionizing radiation of the immune system. Ann NY Acad Sci 453:1105-1130

Morselli H (1881) Suicide: an essay on comparative moral statistics. Kegan Paul, London, pp 55-72

Mueller PS, Allen NG (1984) Diagnosis and treatment of severe light-sensitive seasonal energy syndrome (SES) and its relationship to melatonin anabolism. Fair Oaks Hospital Psychiatry Letter 2:1-5

Myers DH, Davies P (1978) The seasonal incidence of mania and its relationship to climatic variables. Psychol Med 8:433-440

Nahas GG, Desoize B, Leger C (1979) Effects of psychotropic drugs on DNA synthesis in cultured lymphocytes. Proc Soc Exp Biol Med 160:344-348

Numberger JI, Berrettini W, Tamarkin L, Hamovit J, Norton J, Gershon E (1988) Supersensitivity to melatonin suppression by light in young people at high risk for affective disorder. A preliminary report. Neuropsychopharmacol 1:217-223

Oren DA, Joseph-Vanderpool JR, Rosenthal NE (1991) Adaptation to dim light in depressed patients with seasonal affective disorder. Psychiatry Res 36:187-193

O'Rourke DA, Wurtman JJ, Brzezinski A, Nader TA, Chew B (1987) Serotonin implicated in etiology of seasonal affective disorder. Psychopharm Bull 23:358-359

O'Toole BI, Battistutta D, Long A, Crouch K (1986) A comparison of costs and data quality of three health survey methods: mail, telephone and personal home interview. Am J Epidemiol 124:317-328

Parker G, Walter S (1982) Seasonal variation in depressive disorders and suicidal deaths in New South Wales. Br J Psychiatry 140:626-632

Parry BL, Rosenthal NE, Tamarkin L, Wehr TA (1987) Treatment of a patient with seasonal premenstrual syndrome. Am J Psychiatry 144:762-766

Payk TR (1976) Zur jahreszeitlichen Bindung neurologischer und psychiatrischer Erkrankungen. Münch Med Wochenschr 118:1669-1670

Paykel ES (1977) Depression and appetite. J Psychosom Res 21:401-407

Paykel ES, Parker RR, Rowan PR, Rao BM, Taylor CN (1983) Nosology of atypical depression. Psychol Med 13:131-139

Pelletier J (1973) Evidence for photoperiodic control of prolactin release in rams. J Repro Fertility 35:143-147

Perez PR, Lopez JG, Mateos IP, Escribano AD, Sanchez MLS (1980) Variaciones estacionales de los niveles plasmaticos de homonas tiroideas. Rev Clin Esp 156:245-247

Peter K, Räbiger U, Kowalik A (1986) Erste Ergebnisse mit Bright-Light (Phototherapie) bei affektiven Psychosen. Psychiat Neurol med Psychol (Leipzig) 38:384-390

Petersen WF (1934) The patient and the weather. Edwards Brothers, Ann Arbor, Vol III, pp 17-18

Philips E (1957) The life of Mr. John Milton (1694), in the Student's Milton. FA Patterson, ed, Appleton-Century-Crofts, New York, p xli

Pilcz A (1901) Die periodischen Geistesstörungen. Fischer, Jena

Pinel P (1806) A Treatise on insanity. Davis D.D (Übersetzer). London, Cadell and Davies, pp: 2,3,10,11,261-265

Polivy J, Herman CP (1976) Clinical depression and weight change: a complex relation. J Abnormal Psychology 85:338-340

Pollitt J (1965) Depression and its treatment. Heinemann, London

Pollitt J, Young J (1971) Anxiety state or masked depression? A study based on the action of monoamine oxidase inhibitors. Br J Psychiatry 119:143-149

Potkin SG, Zetin M, Stamenkovic V, Kripke D, Bunney WEJ (1986) Seasonal affective disorder: Prevalence varies with latitude and climate. Clin Neuropharmacol 9(Suppl):181-183

Prange Jr AJ, Garbutt JC, Loosen PT (1987) The hypothalamic-pituitary-thyroid axis in affective disorders. In: Psychopharmacology: The third generation of progress. Meltzer HY (Hrsg), Raven Press, New York, pp 629-636

Quitkin FM, Rifkin A, Klein DF (1979) Monoamine oxidase inhibitors - A review of antidepressant effectiveness. Arch Gen Psychiatry 36:749-760

Radloff LS, Rae DS (1979) Susceptibility and precipitating factors in depression: Sex differences and similarities. J Abnorm Psychol 88:174-181

Rao ML, Müller-Oerlinghausen B, Mackert A, Stieglitz RD, Strebel B, Volz HP (1990) The influence of phototherapy on serotonin and melatonin in non-seasonal depression. Pharmacopsychiat 23:155-158

Ratner J (1929) Jahreszeit und Psychose. Zentralbl Nervenheilk Psychiat 118:217-223

Regier DA, Goldberg ID, Taube CA (1978) The de facto US mental health services system: A public health perspective. Arch Gen Psychiatry 35:685-693

Regier DA, Myers JK, Kramer M, Robins LN, Blazer DG, Hough RL, Eaton WW, Locke BZ (1984) The NIMH epidemiologic catchment area program. Arch Gen Psychiatry 41:934-941

Reinberg A, Smolensky MH, Hallek M, Smith KD, Steinberger E (1988) Annual variation in semen characteristics and plasma hormone levels in men undergoing vasectomy. Fertil Steril 49:309-315

Remé C, Terman M, Wirz-Justice A (1990) Are deficient retinal photoreceptor renewal mechanisms involved in the pathogenesis of winter depression? Arch Gen Psychiatry 47:878-879

Richter P, Bouhuys AL, van den Hoofdakker RH, Beersma DGM, Jenner JA, van Houwelingen CAJ (1989) Phototherapy and winterdepression in the netherlands. Abstrakt Nr 256, Congress of World Federation of Societies of Biological Psychiatry, Regional Congress on biological aspects of non-psychotic disorders, Jerusalem, Israel, 2.-7.4.1989

Riscalla LM (1982) The influence of psychological factors on the immune system. Med Hypotheses 3:331-335

Robins LN, Helzer JE, Weissman MM, Orvaschel H, Gruenberg E, Burke JD, Regier DA (1984) Lifetime prevalence of specific psychiatric disorders in three sites. Arch Gen Psychiatry 41:949-958

Rogers TF (1976) Interviews by telephone and in person: quality of responses and field performance. Public Opinion Quart 40:51-65

Roitt IM, Brostoff J, Male DK (1986) Immunology. Gowner Medical Publishing, London, New York, p 25

Rose G (1961) Seasonal variation in blood pressure in man. Nature 189:235

Rosen LN, Targum SD, Terman M, Bryant MJ, Hoffman H, Kasper S, Hamovit JR, Docherty JP, Welch B, Rosenthal NE (1990) Prevalence of seasonal affective disorder at four latitudes. Psychiatry Res 31:131-144

Rosenthal NE, Lewy AJ, Wehr TA, Kern HE, Goodwin FK (1983) Seasonal cycling in a bipolar patient. Psychiat Res 8:25-31

Rosenthal NE, Sack DA, Gillin JC, Lewy AJ, Goodwin FK, Davenport Y, Mueller PS, Wehr TA (1984) Seasonal affective disorder; a description of the syndrome and preliminary findings with light therapy. Arch Gen Psychiatry 41:72-80

Rosenthal NE, Sack DA, Carpenter CJ, Parry BL, Mendelson WB, Wehr TA (1985) Antidepressant effects of light in seasonal affective disorder. Am J Psychiatry 142:163-170

Rosenthal NE, Carpenter CJ, James SP, Parry BL, Rogers SLB (1986a) Seasonal affective disorder in children and adolescents. Am J Psychiatry 143:356-358

Rosenthal NE, Sack DA, Jacobsen FM, James SP, Parry BL, Arendt J, Tamarkin L, Wehr TA (1986b) Melatonin in seasonal affective disorder and phototherapy. J Neural Trans 21:257-267

Rosenthal NE, Brainard GC, Sherry D, Skwerer RG, Waxler M, Kelly K, Sack DA, Wehr TA, Schulz PM (1987a) Effects of different light wavelength in SAD. Abstrakt Nr. 13 des 140. Annual Meeting of the American Psychiatric Association, Montreal, Canada

Rosenthal NE, Genhardt M, Sack DA, Skwerer RG, Wehr TA (1987b) Seasonal affective disorder: relevance for treatment and research of bulimia. In: Psychobiology of bulimia. Hudson JI Pope HG (Hrsg) American Psychiatric Press, Washington D.C.

Rosenthal NE, Rotter A, Jacobsen FM, Skwerer RG (1987c) No mood-altering effects found following treatment of normal subjects with bright light in the morning. Psychiatry Res 22:1-9

Rosenthal NE, Skwerer RG, Sack DA, Duncan CC, Jacobsen FM, Tamarkin L, Wehr TA (1987d) Biological effects of morning-plus-evening bright light treatment of seasonal affective disorder. Psychopharmacol Bull 23:364-369

Rosenthal NE, Jacobsen FM, Sack DA, Arendt J, James SP, Parry BL, Wehr TA (1988a) Atenolol in seasonal affective disorder: A test of the melatonin hypothesis. Am J Psychiatry 145:52-56

Rosenthal NE, Sack DA, Skwerer RG, Jacobsen FM, Wehr TA (1988b) Phototherapy of seasonal affective disorder. J Biol Rhythms 3:101-120

Rosenthal NE, Blehar MC (1989a) Seasonal affective disorders & phototherapy. Guilford Press New York, London

Rosenthal NE, Kasper S, Schulz PM, Wehr TA (1989b) New concepts and developments in seasonal affective disorder. In: Seasonal affective disorders, Thompson C, Silverstone T (Hrsg), CNS Clinical Neuroscience, London pp 97-132

Rosenthal NE, Genhart MJ, Caballero B, Jacobsen FM, Skwerer RG, Coursey RD, Rogers S, Spring BJ (1989 c) Psychobiological effects of carbohydrate-and protein-rich meals in patients with seasonal affective disorder and normal controls. Biol Psychiatry 25:1029-1040

Rusak B, Robertson HA, Wisden W, Hunt SP (1990) Light pulses that shift rhythms induce gene expression in the suprachiasmatic nucleus. Science 245:1237-1240

Saletu B, Dietzel M, Lesch OM, Musalek M, Walter H, Grünberger J (1986) Effect of biologically active light and partial sleep deprivation on sleep, awakening and circadian rhythms in normals. Euro Neurol 25(Suppl 2):82-92

Sasaki T (1987) Geographical distribution of basal metabolic rate with remarks to biological equator and circannual peak. Chronobiologica 14:232

Sengar DPS, Waters BGH, Dunne JV, Bouer IM (1982) Lymphocyte subpopulations and mitogenic responses of lymphocytes in manic-depressive disorders. Biol Psychiatry 17:1017-1022

Schleifer SJ, Keller SE, Camerione M, Thornton JC, Stein M (1983) Suppression of lymphocyte stimulation following bereavement. JAMA 250:374-377

Schleifer SJ, Keller SE, Meyerson AT, Raskin MJ, Davis L, Stein M (1984) Lymphocyte function in major depressive disorder. Arch Gen Psychiatry 41:484-486

Schleifer SJ, Keller SE, Bond RN, Cohen J, Stein M (1989) Major depressive disorder and immunity. Arch Gen Psychiatry 46:81-87

Schmid CF, Arsdol MDJ (1955) Completed and attempted suicides: a comparative analysis. Am Soc Rev 20:273-283

Schwitzer J, Neudorfer C, Blecha H-G, Fleischhacker WW (1990) Mania as a side effect of phototherapy. Biol Psychiatry 28:532-534

Shapiro S, Skinner EA, von Korff M, German PS, et al. (1984) Utilization of health and mental services. Three epidemiologic area sites. Arch Gen Psychiatry 41:971-982

Shenkman RL, Borkowsky W, Shopsin B (1980) Lithium as an immunologic adjuvant. Med Hypotheses 6:1-6

Sherman B, Pfohl B, Winokur G (1984) Circadian analysis of plasma cortisol levels before and after dexamethasone administration in depressed patients Arch Gen Psychiatry 41:271-275

Skwerer RG, Rosenthal NE, Wehr TA, Jacobsen FM, Sack DA, Paciotti GF, Kelly KA, Tamarkin L (1987) Photoimmunology and seasonal affective disorder. Abstract Nr 265 des 42. Annual Meeting der Society of Biological Psychiatry

Skwerer RG, Jacobsen FM, Duncan CC, Kelly KA, Sack DA, Tamarkin L, Gaist PA, Kasper S, Wehr TA, Rosenthal NE (1988) Neurobiology of seasonal affective disorder and phototherapy. J Biol Rhythms 3:135-154

Slater E (1938) Zur Periodik des manisch-depressiven Irreseins. Z ges Neur Psychiat 162:794-801

Smals AG, Ross HA, Kloppenborg PW (1977) Seasonal variation in serum T3 and T4 levels in man. J Clin Endocrinol Metab 44:998-1001

Smith JA, Mee TJX, Padwick DJ, Spokes G (1981) Human post-mortem pineal enzyme activity. Clin Endocrinol 14:75-81

Smolensky MH (1983) Aspects of human chronopathology. In: Biological rhythms and medicine. Reinberg A, Smolensky MH (Hrsg), Springer Verlag, New York/Berlin/Heidelberg/Tokyo, pp 131-209

Souêtre E, Salvati E, Belugou JL, Douillet P, Braccini T, Darcourt G (1987) Seasonality of suicides: environmental, sociological and biological covariations. J Affective Disord 13:215-225

Sovner RD (1981) The clinical characteristics and treatment of atypical depression. J Clin Psychiatry 42:285-289

Spitzer RL, Endicott J, Robins E (1978) Research diagnostic criteria: Rationale and reliability. Arch Gen Psychiatry 35:773-782

Spitzer RL, Williams JBW, Gibbon M (1987) Structured clinical interview for DSM-III-R (unveröffentlicht)

Steele RE (1978) Relationship of race, sex, social class, and social mobility to depression in normal adults. J Soc Psychol 104:37-47

Stein M, Keller S, Schleifer S (1985) The hypothalamus and the immune response. In: Weiner H Hofer MA Stunker AH (Hrsg) Brain behavior and bodily disease. Raven Press, New York

Steward JW, Quitkin FM, Terman M, Terman JS (1990) Is seasonal affective disorder a variant of light therapy. Psychiatry Res 33:121-128

Stinson D, Thompson C (1990) Clinical experience with phototherapy. J Affective Disord 18:129-135

Svendsen BB (1952) Psychiatric morbidity among civilians in wartime. Acta Jutlandica

Swade C, Metcalfe M, Coppen A, Mendlewicz J, Linkowsky P (1987) Seasonal variations in the dexamethasone suppression test. J Affective Disord 13:9-11

Takahashi K, Asano Y, Kohsaka M, Okawa M, Sasaki M, Honda Y, Higuchi T, Yamazaki J, Ishizuka Y, Kawaguchi K, Ohta T, Hanada K, Sugita Y, MaedaK, Nagayama H, Kotorii T, Egashira K, Takahashi S (1991) Multi-center study of seasonal affective disorder in Japan. A preliminary report. J Affective. Disord 21:57-65

Tamarkin L, Baird CJ, Almeida OF (1985) Melatonin: a coordinating signal for mammalian reproduction. Science 227:714-720

Tanaka M, Harimura Y, Tochihara Y, Yamazaki S, Ohnaka T, Matsui J, Yoshida K (1984) Effect of season on peripheral resistance to localised cold stress. Int J Biometeor 28:39-45

Tansella M, Williams P, Balestrieri M, Bellantuono C, Martini N (1986) The management of affective disorders in the community. J Affective Disord 11:73-79

Tecoma ES, Huey LY (1985) Minireview: psychic distress and the immune response. Life Sci 36:1700-1812

Terman M (1988) On the question of mechanism in phototherapy: Considerations of clinical efficacy and epidemiology. J Biol Rhythms 3:155-172

Terman M, Quitkin FM, Terman JS (1986) Light therapy for SAD: Dose regimens. Abstrakt Nr.121 des 139. Annual Meeting of the American Psychiatric Association

Terman M, Terman JS, Quitkin FM, McGrath PJ, Stewart JW, Rafferty B (1989) Light therapy for seasonal affective disorder. Neuropsychopharmacology 2:1-22

Thase ME (1989) Comparison between seasonal affective and other forms of recurrent depression. In: Rosenthal NE, Blehar M (Hrsg) Seasonal affective disorders and phototherapy. Guilford, New York, pp 64-78

Thompson AL (1950) Factors determining the breeding seasons of birds: an introductory review. Ibis :173-184

Thompson C, Isaacs G (1988a) Seasonal affective disorder - a British sample: Symptomatology in relation to mode of referral and diagnostic subtype. J Affective Disord 14:1-11

Thompson C, Isaacs G (1988) Seasonal affective disorder - a british sample, symptomatology in relation to mode of referral and diagnostic subtype. J Affective Disord 14:1-11

Thompson C, Silverstone T (1989) Seasonal Affective Disorder, Clinical Neuroscience Publishers London

Thompson C, Isaacs G, Stainer S, Miles A (1986) Seasonal affective disorder - phototherapy and salivary melatonin. 15. CINP Kongreß in Puerto Rico Abstrakt Nr.263

Thompson C, Stinson D, Fernandez M, Fine J, Isaacs G (1988b) A comparison of normal, bipolar and seasonal affective disorder subjects using the Seasonal Pattern Assessment Questionnaire. J Affective Disord 14:257-264

Thompson C, Stinson D, Smith A (1990) Seasonal affective disorder and season-dependent abnormalities of melatonin suppression by light. Lancet 336:703-706

Tilden AB, Cauda R, Grossi CE, Balch M, Lakeman AD, Whitley RJ (1986) Demonstration of NK cell-mediated lysis of varicella-zoster virus (VZV)-infected cells: characterization of the effector cells. J Immunol 136:4243-4248

Touitou Y, Crayon A, Reinberg A, Bogdan A, Beck H (1983) Differences in the seasonal rhythmicity of plasma prolactin in elderly human subjects: detection in women but not in men. J Endocrinology 96:65-71

Uhlenhuth EH, Balter MB, Mellinger GD, Cisin IH, Calinthorne J (1983) Symptom checklist syndromes in the general population: correlations with psychotherapeutic drug use. Arch Gen Psychiatry 40:1167-1173

Urch A, Müller C, Aschauer H, Resch F, Zielinsky CC (1988) Lytic effector cell function in schizophrenia and depression. J Neuroimmunology 18:291-301

US Bureau of Census (1980) 1980 census of population and housing. Census tract Washington DC, Maryland, Virginia. US Government Printing Office

Vartanyan ME, Kolyaskina GI (1987) A psychiatrist's view of neuro-immunomodulation. The neuroimmune interaction and mechanism. Ann NY Acad Sci 496:660-668

Volz HP, Mackert A, Stieglitz RD, Müller-Oerlinghausen B (1990) Effects of bright white light therapy on non-seasonal depressive disorder. J Affective Disord 19:15-21

Wade GN (1983) Dietary obesity in golden hamsters: reversibility and effects of sex and photoperiod. Physiol Behav 114:131-137

Waldmann H (1973) Schlafdauer und psychopathologische Tagesrhythmik bei Depressiven. In: Jovanovic UJ (Hrsg) Die Natur des Schlafes. Fischer, Stuttgart

Walker AH, Restuccia JD (1984) Obtaining information on patient satisfaction with hospital care: mail versus telephone. Health Serv Res 8:27-34

Walter SD (1977) Seasonality of Mania: a Reappraisal. Br J Psychiatry 131:345-350

Watanabe G, Yosida S (1956) Climatic effect on urinary output of neutral 17-ketosteroids. J Appl Physiol 9:456-460

Wehr TA, Goodwin FK (1981) Biological rhythms in psychiatry, in Arieti S and Brodie HKH (Hrsg) American Handbook of Psychiatry, Vol. 7. New York, Basic Books, 1981, pp 46-74

Wehr TA, Jacobsen FM, Sack DA, Arendt J, Tamarkin L, Rosenthal NE (1986) Phototherapy of seasonal affective disorder. Time of day and suppression of melatonin are not critical for antidepressant effects. Arch Gen Psychiatry 43:870-875

Wehr TA, Sack DA, Rosenthal NE (1987a) Seasonal affective disorder with summer depression and winter hypomania. Am J Psychiatry 144:1602-1603

Wehr TA, Skwerer RM, Jacobsen FM, Sack DA, Rosenthal NE (1987b) Eye- versus skin- phototherapy of seasonal disorder. Am J Psychiatry 144:753-757

Wehr TA, Giesen H, Schulz PM, Joseph-Vanderpool JR, Kasper S, Kelly K, Rosenthal NE (1989) Recurrent summer depression. In: Seasonal affective disorders and phototherapy. Rosenthal NE, Blehar M (Hrsg), Guilford New York London, pp 55-63

Weissman MM, Klerman GL (1977) Sex differences in the epidemiology of depression. Arch Gen Psychiatry 34:98-111

Weissman MM, Myers JK (1978) Affective disorders in a US urban community: the use of Research Diagnostic Criteria in an epidemiologic survey. Arch Gen Psychiatry 35:1304-1311

Weissman MM, Leaf PJ, Tischler GL, Blazer DG, Karno M, Livingston Bruce M, Florio LP (1988) Affective disorders in five United States communities. Psychol Med 18:141-153

Weitzman ED, deGraaf AS, Sassin JF, Hansen T, Godtlibsen OB, Perlow M, Hellman L (1975) Seasonal patterns of sleep stages and secretion of cortisol, and growth hormone during 24 hour periods in Northern Norway. Acta Endocrinol 78:65-76

Welsh RM (1981) Natural cell-mediated immunity during viral infections. In: Haller O, (Hrsg), Natural resistance to tumors and viruses, Springer-Verlag, Berlin, p 83

Wenz FV (1977) Effects of seasons and sociological variables on suicidal behavior. Public Helath Rep 92:233-239

Wever RA (1979) The circadian system of man. Results of experiments under temporal isolation. Berlin, Springer, Berlin

Whitlock FA, Schapira K (1967) Attempted suicide in Newcastle upon Tyne. Br J Psychiat 113:423-434

Williams JBW (1988) A structured interview guide for the Hamilton depression rating scale. Arch Gen Psychiatry 45:742-747

Williams P, Dunn G (1981) Cyclical variation in psychotropic drug prescription. J Epidemiol Commun Health 35:136-138

Williams P, Balestrieri M, Tansella M (1987) Seasonal variation in affective disorders: A case register study. J Affective Disord 12:145-152

Winzenried FJM (1965) Über langfristige Perioden in der Psychiatrie. Med Welt 34:487-493

Wirz-Justice A, Arendt J (1978) Diurnal, menstrual cycle, and seasonal indole rhythms in man and their modification in affective disorders. Presented at the 1st World Congress of Biological Psychiatry, Barcelona, Spain

Wirz-Justice A, Bucheli B, Graw P, Kielholz P, Fisch HU, Woggon B (1986) Light treatment of seasonal affective disorder in Switzerland. Acta Psychiatr Scand 74:193-204

Wirz-Justice A, Schmid AC, Graw P, Kräuchi K, Pöldinger W, Fisch HU, Buddeberg C (1987) Dose relationships of morning bright white light in seasonal affective disorders (SAD). Experientia 43:574-576

Wirz-Justice A, Graw P, Kräuchi K, Gisin B, Arendt J, Aldhous M, Pöldinger W (1990) Morning or night-time melatonin is ineffective in seasonal affective disorder. J Psychiat Res 24:129-137

Wolff (1907) Zu Dr. Gustav Heim: Wirkung des Klimas Aegyptens auf Neurasthenie. Zentralbl Nervenheilk Psychiat 18:865-867

Yasuda Y, Miyamamura M (1983) Seasonal variation of forearm blood flow at rest and during submaximal exercise. J Physiol Soc Japan 45:640-643

Yerevanian BI, Anderson JL, Grota LJ, Bray M (1986) Effects of bright incandescant light on seasonal and nonseasonal major depressive disorder. Psychiat Res 18:355-364

Zaudig M, Bose M v, Zulley J, Schreiber W, Pirke KM. Emrich H, Mombour W (1988) Saisonal abhängige bipolare Psychose mit Sommerdepression und Winter-Frühjahrshypomanie. Zbl Neuro 250:92

Zifferblatt SM, Curtis CS, Pinsky JL (1980) Understanding food habits. J Am Dietetic Ass 76:9-14

Zubin J., Steinhauer SR (1981) How to break the logjam in schizophrenia: a look beyond genetics. J Nerv Ment Dis 169:477-492

Zung WK, Green RLJ (1974) Seasonal variation of suicide and depression. Arch Gen Psychiatry 30:89-91

Anhang, Telefon SPAQ
(Seasonal Pattern Assessment Questionnaire)

DECK 01

Case #: |__|__|__|__|–|__|__|__|__| 1

Interviewer #: |__|__| 8

Date: |__|__| |__|__| |__|__| 10
        Mo Day Yr

Editor #: |__|__| 16

Total time: |__|__|__| 18
       Min

Record sex of R: Male 1 21
(Ask if necessary) Female . . 2

Epidemiological Study of Seasonal Affective Disorders Questionnaire

Introduction

The interview will only take about five minutes. Everything you tell me will be kept confidential and used only for research purposes. Your participation is voluntary and you may refuse to answer any individual questions.

Epidemiological Study of Seasonal Affective Disorders

General Population Telephone Survey

Hallo. Have I reached (READ TELEPHONE NUMBER). My name is _________________ and I'm calling for the National Institutes of Health. We are conducting a study to learn more about the way seasonal changes affect the general public. We are interviewing 400 residents 21 years of age or older in Montgomery County by telephone. Your telephone number has been selected at random and we would like your help with our project. First I need to see if your household is eligible to participate in this study.

1. Is this a residential telephone?

    Yes .... O CONTINUE.
    No .... O THANK R AND CODE TELEPHONE SHEET 8, NON-RESIDENTIAL
    PHONE.

2. Are you or is anyone who lives in this household 21 years of age or older?

    Yes .... O CONTINUE WITH SCREENER WITH PERSON 21 OR OLDER.
    O IF NOT HOME, ARRANGE FOR A RETURN CALL.
    No .... O THANK PERSON FOR HIS/HER TIME AND LET HIM/HER KNOW
    HOUSEHOLD IS NOT ELIGIBLE.
    O CODE TELEPHONE SHEET 4, NOT ELIGIBLE AGE.

3. Because I need to ask questions about changes in moods during the various times of the year in Maryland or the vicinity, I need to speak to persons who have lived in Maryland for the last 3 years. Have you lived in Maryland or the vicinity for the last 3 years?

    Yes .... O CONTINUE WITH INTERVIEW.
    No .... O ASK IF ANOTHER MEMBER OF THE HH, 21 YEARS OF
    AGE OR OLDER, HAS LIVED IN MARYLAND OR THE
    VICINITY FOR 3 YEARS OR MORE. ASK TO SPEAK TO
    THIS HH MEMBER.

    IF NO HH MEMBER
    MEETS CRITERIA ... O THANK PERSON FOR HIS/HER TIME AND LET
    HIM/HER KNOW HOUSEHOLD IS NOT ELIGIBLE.
    O CODE TELEPHONE SHEET 5, NOT ELIGIBLE
    RESIDENCY.

START TIME: |__|__| : |__|__| 22

1. How many years have you lived in this area? |__|__| 26
Yrs

2. I'm going to read you a list of behaviors. Please tell me if you experience no change, a slight change, a moderate change, a marked change, or an extremely marked change of each behavior during the various seasons. How much does your (READ OPTIONS A−F) change over the seasons?

	No change	Slight change	Mod. change	Marked change	Extreme change	
A. Amount of sleep per day?	0	1	2	3	4	28
B. Social activity?	0	1	2	3	4	29
C. Mood (overall feeling of well-being)? .	0.	1	2	3	4	30
D. Weight?	0	1	2	3	4	31
E. Appetite?	0	1	2	3	4	32
F. Energy level?	0	1	2	3	4	33

|__|__| 34
Office

3. I'm going to read you a list of activities. For each, please tell me the month or months during which you feel this way. Your answer may be one month or several months. During what month or months do you (READ OPTIONS A−J)? CODE ALL THAT APPLY.

	Jan	Feb	Mar	Apr	May	Jun	Jul	Aug	Sep	Oct	Nov	Dec	No particular month(s)	Dk	
A. Feel best?	01	02	03	04	05	06	07	08	09	10	11	12	13	99	36
B. Tend to gain the most weight? . . .	01	02	03	04	05	06	07	08	09	10	11	12	13	99	ED 01 08
C. Socialize the most?	01	02	03	04	05	06	07	08	09	10	11	12	13	99	36
D. Sleep the least? .	01	02	03	04	05	06	07	08	09	10	11	12	13	99	ED 02 08
E. Eat the most? . .	01	02	03	04	05	06	07	08	09	10	11	12	13	99	36
F. Lose the most weight?	01	02	03	04	05	06	07	08	09	10	11	12	13	99	ED 03 08
G. Socialize the least?	01	02	03	04	05	06	07	08	09	10	11	12	13	99	36
H. Feel the worst? .	01	02	03	04	05	06	07	08	09	10	11	12	13	99	ED 04 08
I. Eat the least? . . .	01	02	03	04	05	06	07	08	09	10	11	12	13	99	36
J. Sleep the most? .	01	02	03	04	05	06	07	08	09	10	11	12	13	99	ED 05 08

131

4. I'm now going to read you a list of various weather conditions. For each weather condition, please tell me if it makes your mood and energy level feel worse, the same or better.

(Do/Does) (READ OPTIONS A–J) make you feel worse, the same or better?	Worse (Ask I)	Same (Next Opt)	Better (Ask I)	I. Would you say it makes you feel a little, somewhat or a lot (worse/better)?			
				A Little	Somewhat	A Lot	
A. Cold weather?...........	1	2	3	1	2	3	36
B. Hot weather?	1	2	3	1	2	3	38
C. Humid weather?.........	1	2	3	1	2	3	40
D. Sunny days?	1	2	3	1	2	3	42
E. Dry days?	1	2	3	1	2	3	44
F. Grey, cloudy days?.......	1	2	3	1	2	3	46
G. Long days? .... (more hours of sunlight)	1	2	3	1	2	3	48
H. High pollen count?	1	2	3	1	2	3	50
I. Foggy, smoggy days?	1	2	3	1	2	3	52
J. Short days? .... (less hours of sunlight)	1	2	3	1	2	3	54

2. How much does your weight fluctuate during the course of the year?

0–3 Lbs...............1   56
4–7 Lbs 2
8–11 Lbs 3
12–15 Lbs 4
16–20 Lbs 5
More than 20 Lbs 6

6. What is your current weight?
   Rf = 997
   Dk = 999

|__|__|__| 57
Lbs

7. Including any naps, how many hours a day do you usually sleep (READ OPTIONS A–D)?

A. In the winter (Dec. 21–March 20)? .... |__|__| 60

B. In the Spring (March 21–June 20)?............................... |__|__| 62

C. In the Summer (June 21–Sept. 20)? .... |__|__| 64

D. In the Fall (Sept. 21–Dec. 20)? .... |__|__| 66

Hrs/Day

132

8. Do you notice a change in your food choices during the different seasons?

No . . . .(GO TO Q.10) 1   68
Yes 2

9. I'm going to read a list of food groups. For each, please tell me if you eat more of these foods at certain times of the years. READ OPTIONS A–G.

	No (next opt)	Yes (ask I)	I. During which season do you eat the most (food)? CODE ONLY ONE SEASON.					
			Winter	Spring	Summer	Fall	Dk	
A. Bread, potatoes, pasta?	1	2	1	2	3	4	9	69
B. Sugar, honey, jam, hard candy?	1	2	1	2	3	4	9	71
C. Ice cream, creamy pastry, cakes, creamy puddings?	1	2	1	2	3	4	9	73
D. Fish, chicken, meat?	1	2	1	2	3	4	9	75
E. Salad and vegetables?	1	2	1	2	3	4	9	77 ED 06
F. Tea and coffee?	1	2	1	2	3	4	9	08
G. Alcohol?	1	2	1	2	3	4	9	10

10. Do you feel that changes with the seasons are a problem for you?

No . . . .(GO TO Q.10) 1   12
Yes 2

A. Do you find this problem mild, moderate, marked, severe or disabling for you?

Mild 1   13
Moderate 2
Marked 3
Severe 4
Disabling 5
Dk 9

11. To complete the interview I need to ask you just a few additional background questions. In what city and state were you born?

City & State: _______________________________________

Country: _______________________________________

12. What is your current age?

|__|__|__| 14
Age

13. What is the highest grade of school or year of college that you have completed?

|__|__| 17
Grade

14. Are you currently married, widowed, separated, divorced, or have you never been married?

Married 1   19
Widowed 2
Separated/Divorced 3
Never married 4
Rf 7

15. Are you currently working full time, working part time, retired, a home-maker, disabled, looking for work, or something else?

Specify: ________________

Full time 01   20
Part time 02
Retired . . . . (GO TO Q.17) . . . 03
Homemaker . . . . (GO TO Q.17) . . . 04
Disabled . . . . (GO TO Q.17) . . . 05
Looking for work . . (GO TO Q.17) . . . 06
Other . . . (Specify) . . (GO TO Q.17) . . . 07

16. What is your current occupation and what are your most important duties for this job? Record

OCC: ________________

Duties: ________________

____

OCC   22

17. What is your current zip code?
Rf = 99997

Zip   24

18. Which of the following best de-scribes your racial background (READ OPTIONS)?

White 1   29
Black 2
Asian 3
Hispanic 4
American Indian 5
Other 6

19. Before we contacted you, had you heard about seasonal affective disorders?

No 1   30
Yes 2

20. That's all the questions I have. Thank you for your time and cooperation. In the event that we need to call you back, would you please give me your name so that we know whom to ask for?

Name: ________________

21. If our research group at the National Institutes of Health decides to invite some people to participate in further studies of this subject, would you be interested in participating?

Yes 1   31
Maybe 2
No 3

End time: |__|__| : |__|__| 32

ED 07

1. Name: _______________________________________

2. Adresse:

____
____
____

3. Geburtsort:

Stadt ____________________________
Land _____________________________

HINWEISE ZUM AUSFÜLLEN:

- KREISE immer voll ausfüllen
- FEHLER immer ganz ausradieren
- NUR INNERHALB der vorgegebenen Kästchen ausfüllen
- NICHT entfernen
- NICHT falten

Beispiel für richtiges Ausfüllen

Beispiele für falsches Ausfüllen

4. HEUTIGES DATUM

Monat	Tag	Jahr
Jan		
Feb		
Mär		88
Apr		89
Mai		90
Jun		91
Jul		92
Aug		93
Sep		94
Okt		95
Nov		96
Dez		97

5. ALTER IN JAHREN

6. HEUTIGES GEWICHT IN KG

7. Ausbildung

Weniger als 4 Jahre Grundschule .... ○

Grundschule .... ○

Abitur .... ○

Fachhochschule, Universität ...... ○

8. Geschlecht

Männlich ○
Weiblich ○

9. Stand

Ledig ○
Verheiratet ○
Getrennt/Geschieden ○
Verwitwet ○

10. Beruf:

____
____

11. Wie viele Jahre haben Sie in dieser klimatischen Zone gelebt.

Beispiel: Wenn Sie ein Jahr hier gelebt haben

Hier die Anzahl der Jahre eintragen

NUR FÜR BEARBEITUNG

CODE

Mit diesem Fragebogens wollen wir herausfinden, wie sich Ihre Stimmung und das Verhalten im Laufe der Zeit verändert. Bitte füllen Sie in den vorgegebenen Kreisen alles aus, was für Sie zutrifft. Bitte beachten Sie: wir sind daran interessiert, was Sie an sich selbst beobachtet haben und <u>nicht</u> was Sie <u>bei anderen</u> bemerkt haben mögen.

12. In welchem Ausmaß verändern sich die folgenden Bereiche mit den Jahreszeiten? (BITTE NUR EINEN KREIS PRO FRAGE AUSFÜLLEN)

	KEINE VERÄNDERUNG	GERINGE VERÄNDERUNG	MÄSSIGE VERÄNDERUNG	DEUTLICH AUSGEPRÄGTE VERÄNDERUNG	EXTREM AUSGEPRÄGTE VERÄNDERUNG
A. Schlaflänge	○	○	○	○	○
B. Soziale Aktivität	○	○	○	○	○
C. Stimmung (Allgemeines Wohlbefinden)	○	○	○	○	○
D. Gewicht	○	○	○	○	○
E. Appetit	○	○	○	○	○
F. Energie	○	○	○	○	○

Bitte auch die Fragen auf der Rückseite ausfüllen

Norman E. Rosenthal, Gary H. Bradt and Thomas A. Wehr (Übersetzung: Siegfried Kasper)   NCS Trans-Optic® EP01-27686-321

13. Bei den folgenden Fragen bitte alle Kreise für die zutreffenden Monate ausfüllen. Dies kann entweder nur ein enzelner Monat, z. B. ●, eine aufeinander folgende Reihe von Monaten, z. B. ●●●, oder eine beliebig andere Gruppierung von Monaten sein.

Wann fühlen Sie sich . . .

	Jan Feb Mär Apr Mai Jun Jul Aug Sep Okt Nov Dez	
A. Am besten	○○○○○○○○○○○○	○
B. Nehmen Sie an Gewicht zu	○○○○○○○○○○○○	○
C. Haben Sie am meisten soziale Kontakte	○○○○○○○○○○○○	○
D. Schlafen Sie am meisten	○○○○○○○○○○○○	○
E. Essen Sie am meisten	○○○○○○○○○○○○	○
F. Nehmen Sie an Gewicht ab	○○○○○○○○○○○○	ODER ○
G. Haben Sie am wenigsten soziale Kontakte	○○○○○○○○○○○○	○
H. Fühlen Sie sich am schlechtesten	○○○○○○○○○○○○	○
I. Essen Sie am wenigsten	○○○○○○○○○○○○	○
J. Schlafen Sie am wenigsten	○○○○○○○○○○○○	○

} Bitte hier markieren, wenn kein bestimmter Monat (keine Reihe von bestimmten Monaten) regelmäßig herausragt

14. Bitte benutzen Sie die unterhalb aufgeführte Skala und geben Sie an, wie Sie Sich bei den verschiedenen Wetterbedingungen fühlen (NUR EINE ANTWORT PRO FRAGE MÖGLICH)

- −3 = sehr schlecht oder ausgeprägt verlangsamt
- −2 = Mäßig schlecht/verlangsamt
- −1 = geringgradig schlecht/verlangsamt
- 0 = kein Effekt
- +1 = Stimmung oder Energie ist geringgradig verbessert
- +2 = Stimmung oder Energie ist mäßig verbessert
- +3 = Stimmung oder Energie ist deutlich verbessert

	−3 −2 −1 0 +1 +2 +3	WEIß ICH NICHT
A. Kaltes Wetter	○○○○○○○	○
B. Heißes Wetter	○○○○○○○	○
C. Feuchtes Wetter	○○○○○○○	○
D. Sonnige Tage	○○○○○○○	○
E. Trockene Tage	○○○○○○○	○
F. Graue, wolkenverhangene Tage	○○○○○○○	ODER ○
G. Lange Tage	○○○○○○○	○
H. Hoher Pollengehalt	○○○○○○○	○
I. Tage mit Nebel oder Smog	○○○○○○○	○
J. Kurze Tage	○○○○○○○	○

BITTE NICHT

IN DIESEN

BEREICH

SCHREIBEN

15. Wieviel schwankt Ihr Körpergewicht im Laufe des Jahres
- ○ 0–2 kg
- ○ 2–3 kg
- ○ 4–5 kg
- ○ 6–7 kg
- ○ 8–10 kg
- ○ Über 10 kg

16. Wieviele Stunden schlafen Sie (ungefähr) in einer 24 Stunden Zeitspanne in der angegebenen Jahreszeit? (einschließlich Nickerchen)

Anzahl der Stunden, die Sie am Tag schlafen   MEHR ALS 18 STUNDEN

	0 1 2 3 4 5 6 7 8 9 10 11 12 13 14 15 16 17 18	
WINTER (Dez 21 – Mär 20)	○①②③④⑤⑥⑦⑧⑨⑩⑪⑫⑬⑭⑮⑯⑰⑱	○
FRÜHJAHR (Mär 21 – Jun 20)	○①②③④⑤⑥⑦⑧⑨⑩⑪⑫⑬⑭⑮⑯⑰⑱	○
SOMMER (Jun 21 – Sep 20)	○①②③④⑤⑥⑦⑧⑨⑩⑪⑫⑬⑭⑮⑯⑰⑱	○
HERBST (Sep 21 – Dez 20)	○①②③④⑤⑥⑦⑧⑨⑩⑪⑫⑬⑭⑮⑯⑰⑱	○

17. Haben Sie in der Auswahl der Nahrungsmittel jahreszeitliche Unterschiede bemerkt? . . . .   ○ Nein   ○ Ja ——→

Bitte näher beschreiben:

18. Stellen die Veränderungen, die die verschiedenen Jahreszeiten mit sich bringen ein Problem für Sie dar? . . . .   ○ Nein   ○ Ja

	GERING	MÄSIG	DEUTLICH	SCHWER	INVALIDISIEREND
Wenn ja, ist dieses Problem	○	○	○	○	○

Dankeschön für das Ausfüllen des Fragebogens.

Sachverzeichnis